U0137466

黄帝内针

和平的使者

杨真海　传讲

刘力红　整理

中国中医药出版社

·北京·

图书在版编目（CIP）数据

黄帝内针：和平的使者 / 杨真海传讲；刘力红整理 . —北京：中国中医药出版社，2016.11（2022.12重印）

ISBN 978 - 7 - 5132 - 3614 - 0

Ⅰ.①黄… Ⅱ.①杨… ②刘… Ⅲ.①针灸疗法 Ⅳ.① R245

中国版本图书馆 CIP 数据核字（2016）第 214954 号

中国中医药出版社出版

北京经济技术开发区科创十三街 31 号院二区 8 号楼
邮政编码 100176
传真 010-64405721
河北品睿印刷有限公司印刷
各地新华书店经销

开本 710×1000 1/16 印张 10.25 字数 89 千字
2016 年 11 月第 1 版 2022 年 12 月第 10 次印刷
书号 ISBN 978 - 7 - 5132 - 3614 - 0

定价 68.00 元
网址 www.cptcm.com

服 务 热 线 010-64405510
购 书 热 线 010-89535836
维 权 打 假 010-64405753

微信服务号 zgzyycbs
微商城网址 https://kdt.im/LIdUGr
官 方 微 博 http://e.weibo.com/cptcm
天猫旗舰店网址 https://zgzyycbs.tmall.com

如有印装质量问题请与本社出版部联系（010-64405510）

序 和平的使者

刘力红

怀着喜悦与欣慰,总算于端午前同步完成了《黄帝内针》传讲的文字整理。我很庆幸蒙师父的信任,能够恩准我这样一位入门不久的弟子来做这件在我看来一生都难以值遇的大事;更满怀感恩于此前世出世间诸师的培育,使我能不辱于这部稀有著述的文字整理!当然,于我三十余年有药无针的医学历程中,竟能于年将六旬之际逢此甚深针道,更是不能忘怀于我的诸位接引菩萨!可以想像,此刻的内心,已经很难用我擅长的文字来表达了,但我依然希望此意能够流淌于每一个字里行间。

在动笔做文字整理之初,本是想将自己学习内针的过程写一篇有趣的文字,以"我也学针了"为题作序,及至整理完毕,觉得当初的想法未免太过轻慢了。就《黄帝内针》而言,从历史的角度来看,师父已言尽其所能言。历代先师、师祖作何观之?当世或后代方家、读者从中获益几何?仁家智者以何见之?此所谓一言既出,驷马难追,皆是由不得

書不盡言言不盡意 易
系辭上
是故刺法有全神養真
之旨亦法有修真之道
非治疾也故要修養和
神也 素問 刺法論

师父了。而作为一名弟子,欲于此中更添色彩,亦感无能为力。故而唯有于整理中仍存余意者,略作几处说明:

其一,真海师父所承法脉,流传久远,属道家一系,代代皆为单传。自余习针以来,深感恩师欲广传此针以济大众,宏深之愿,切切之心,不时流露。然广传之路径唯文字一途,《易·系辞上》曰:"书不尽言,言不尽意。"初者,师亦担心此途难尽其意,意若不尽,学人便难于此途明其操作,得其传承。所幸文字出来,大抵能如师意。如此则学人、读者倘若有心,能依书中法理、规范,尤能发大慈恻忍及普救含灵之愿,于此途中虽不尽得,亦能获其大概。斯盖师之本意也。

其二,针道单传,便可不究其名,然若广传,则方家必责其名之由来。师听其名于父,父听其名于其师,家禹老人以上更无从考之。余虽于文中尽其所能,述其何以名黄帝、何以言内针,然依考据,究有遗憾也。黄帝内针之名,余初闻之虽疑有托大之嫌,浸之略久,乃觉名实无异。故祈学人、读者及海内外方家能于书中寻其实要,或可实至名归!

其三,《素问·刺法论》有言:"是故刺法有全神养真之旨,亦法有修真之道,非治疾也,故要修养和神也。"虽然针道刺法不能说"非治疾也",毕竟我们今

天用针的主要目的还是治疾！但是却不可因此而忘
记了它还有"全神养真之旨"。针道何以全神？何以
养真？《黄帝内针》似乎为我们提供了足资参考的路
径。内针的法要乃用中，借用孔子的说法，可谓：执其
两端，用中于刺，其斯以为内针乎？全神也好，养真也
罢，皆是不离于中。学人、读者苟能于中上体其法理、
用其规范，更能于中上全其神、养其真，则于内针之道
思过半矣。

其四，在我的眼里，黄帝内针既至简至深，亦至
秘，师将此至简至深至秘之法公之于众，本愿乃为天
下更多的人知医，天下更广的众少病。若能于此有所
体察，并循此深入，必能与本愿相合，与传承相应，假
以时日，针道当能渐趋佳境。若其不然，但挟技敛财，
不恤疾苦，自当堕入含灵巨贼一流。

其五，在《黄帝内针》文字的整理过程中，总觉《内
针》之名过于专业，若欲实现师之上述本愿，还当有一
个更普适的名作为接引。正应了心想事成这句名语，
一日，"和平的使者"突然涌现心头，是了，就是它了！

内针之法要虽在于中，然其作用则在和平（或曰
平和）。恰如《素问·平人气象论》所言："平人者，不病
也。"亦如《伤寒论》第 58 条云："阴阳自和者必自愈。"

针道有全神养真之旨，此针即彼真，彼真亦此针。

师之本愿盖为大善。而中国文化追求美的路线载于
《易·坤卦》之文言，其曰："君子黄中通理，正位居体。
美在其中，而畅于四支，发于事业，美之至也。"中作用
于内，则为自愈，则为不病；此用及于外，亦未尝不能
于世界之和平有所贡献。

　　是为序。

目录

第一章 传承概述

一、针贵明理

1. 针道何以衰微

针刺在中医的诸多治法里本来位列第一，我们从《内经》的整个篇幅可以看到，除了谈理以外，针刺内容是最为丰富的。药物可以养生、可以疗疾，这个中的道理相对容易理解，因为不同药物具有不同的性味、不同的成分，所以能够医治不同的疾病。那么针呢？以我们今天最常用的针具而言，尽管大小长短尺寸不一，但其"成分"都是不锈钢。同一成分的针却要医治千千万万不同的疾病，这其中的道理何在呢？对于现代人来说，这恐怕是最困难也是最诱人的地方。

刚刚我们从《内经》篇幅的份额谈到针刺是中医诸多治法中最常用的治法，但是，反观今天的中医，看看每一家中医院针灸科的规模，我们很清楚，现在的情况正好颠倒过来。从最常用沦为最不常用，是什么缘由导致？问题究竟出在哪里？

回顾《灵枢》的"九针十二原"，这里面谈到针刺

《黄帝内针 和平的使者》

的两个特点：一个是"易用难忘"；一个是"犹拔刺也，
犹雪污也，犹解结也，犹决闭也"。前一个特点讲的
是针道的简单性，必须容易操作、容易把握，并且一
学就会，很难忘记。如果针道复杂了，变成难用易忘
的东西，那么就很难成为常用的方法，不常用，自然
就难以经久不衰。第二个特点讲的是针的效用，用针
来疗疾治病，就像拔刺、雪污、解结、决闭那样快捷，
那么干脆利落，用今天的话来说，就是那么爽！如果
针道具备了这两个特点，谁会不想学？！谁会不想
用？！人人都想学，人人都想用，自然就能"传于后
世……终而不灭，久而不绝"了。因此，用上面的特
点来对照今天的现实，我们就会发现，针道之所以衰
微，之所以沦落为不常用的方法，其根本的原因还在
于它缺失了这两个特征。针已经不再是易用难忘的
治法，而施之以病患，亦不再有拔刺、雪污、解结、决
闭一样的效果，人们自然就远离它了。所以，我们要
想重拾针道往日的隆盛，还是得从找回针道的这两个
特征出发，除此别无他途！

2. 方针何处起

今天谈起中医，大家对板蓝根冲剂、对藿香正气
水可能比较熟悉，而对出自汉代张仲景的经方，知道

的就很少了。上面这些在中医里，属于方剂方药的范畴。方药治病不是乱来，不是感冒就可以用板蓝根，就可以用藿香正气，它要依据法理。衡量一个医生的水平，实际上就要看他对法理的把握程度。所以，理法方药是中医的四张牌，既有次第也有层次。四张打全了，才称得上合格的医生。我们经常听到中医讲开方治病，方由药组成，为什么这个方由这些药组成？为什么这个方要用来治疗这个病？这里面都包含着法理，有法理就叫治病，没法理这叫试病，或叫乱来！当然，这四张牌里，分量最重的一张是理。我常常听刘力红提到扶阳学派祖师郑钦安的一句话，大意是：执药不如执方；执方不如执法；执法不如明理。若真能明理，信手拈来一二味，皆是妙法良方。闻言知音，就知道这是过来人的话，这话也一样适合于针刺。用针同样要打好这四张牌，不过是将其末尾的药换成针而已。将药换成针，就成了理法方针！这是方针的出处。而我们今天百度方针这个词，出来的却是：引导事业前进的方向和目标。看来针道失传，已经久矣。

在方药里，不同的方由不同的药配伍而成，以对治不同的病证。在针道里，不同的方并非由不同的针构成，而仅仅是由同一的针扎在人体不同的部位便组成了不同的方,以达不同的治疗目的。有些时候,甚至部位相同,只是扎针的时间改变了,也能成为不同的方,进而治疗不同的病证。

在人体,不同的空间部位有不同的经络分布,不同的时间有不同的经气运行,所以,在针道里面,构成方的要素并非不同的针,而是不同的时空!时空不同为什么方针就变了呢?因为时空不同,天地就不同,天地不同,阴阳自然不同,方针当然就有差异了。所以,谈针必须统统回归阴阳,回归阴阳才有道,回归阴阳才可能易用难忘,回归阴阳才有可能使针刺祛疾的作用犹如拔刺、雪污、解结、决闭一样。

时逢因缘聚合,我们将在这里比较深广地传讲《黄帝内针》的理法方针,传讲的路径不离阴阳,大家学习的路径同样不离于此,这一点必须时刻牢记!

《黄帝内针》就其单纯的技法而言,已简至不能再简,花上十天半月的时间就能基本掌握;而其效又甚宏,可以用立竿见影来描述,是完全符合上述两个特征的针法!当然,至简之法必寓至深之理!这个至深意味着它的含藏性和承载性,含藏一切,承载一切!所以,一旦透过针法弄明了这个理,则不唯针道在里面,人事亦在其中矣。

二、黄帝内针的传承

1. 我是如何学针的

现在传讲的这个针法叫黄帝内针,也许乍听黄帝内针这个名字会认为起得太大,但,它是名副其实的。黄帝内针的传承十分深远,它不是凭空而来的一个针法,更不是我们创造的一个针法,而是一代一代地相传下来。当然,代代相传里面也蕴含着与时俱进,也蕴含着丰富发展。我是从父亲杨运清先生那里接过这个传承,而父亲是从师爷胡家禹手中接过法脉。胡家禹师爷我自小见过,而家禹师爷以上有名可考的十多位,则只有在法卷中见到其名了。

我的家乡位于湖北宜昌五峰县仁和坪乡,世代务农。有一天,乡里来了一位老人,并在这里住了下来,老人的名字就叫胡家禹。老人孑然一身,加之年岁渐大,生活的诸多不便可想而知。父亲对此看在眼里,记在心里,不时地嘘寒问暖,周济日用。时间久了,家禹老人也不免对父亲另眼相看。也是时候到了,某日里老人突然对父亲说:你这般如儿女一样待我,我也没什么可以报答,只有一身本事,不知你是否愿学?父亲爽快地答道:愿学!接下来便是一段师徒密授的传承往事。

家禹老人传授的这个法脉属于道家,法脉的内容很丰富,有祝由、有用针、有用药。父亲之前,代代皆为单传秘授。家禹老人也就是我的师爷于1966年故去,享年80。师爷故去后,父亲便独担法脉,苦苦支撑。那个岁月,这些东西都被当作封建糟粕,没人敢学,也没人有兴趣学。因为挣不得工分,当不得饭吃。我因为运气好,1976年赶上最后一班"工农兵"车,上了成都地质学院,学习区域地质调查及矿产普查。

大学毕业后,分配至核工业部东北地勘局二四七大队工作。在地质江湖里经风历雨了近二十载后,不由生起倦意。此时看到日渐衰老的父亲眼里饱含的无奈与期待,一种说不出的自责顿时塞满了整个心胸。不孝有三,无后为大!对这句话的理解,通常都只限于儿女的层面,认为没有生个一儿半女,延续宗嗣,是为不孝。当然,子嗣为后,固无非议。而对于一个法脉、一门学问,如果没有传承,不也是无后吗?!至少在我眼里,这应该是更严重的无后。想到这一幕,不禁冷汗湿襟!该如何去亡羊补牢呢?我选择了跟我的地质专业多少有点儿瓜葛的针法（因为两者都与金属有关）切入。在已过不惑之年后，接续祖脉的新的人生就这样正式地开始了。虽然，针法以外的其他东西此时已经无法顾及，但，毕竟在醒悟之后我为此尽了全力。

好事总是多磨，正当我全身心投入针道，需要父亲更多地关照和引领时，老人却在过完 80 岁生日后（2000 年）弃我而去。离开了法脉的直接哺育，逼使我从上至《内经》下至百家针典中寻求滋养，如今回想起来，亦是一段充满艰辛和喜悦的往事。

2. 对传承的思考

《黄帝内针》能够走到今天，并有机会以这样的形式在这里传讲，经历了从父亲手中接过法脉，经历了后来的"独自"打拼，算来已近二十个年头。流光岁月虽如白马过隙，但个中的甘苦仍是历历在目。一个法脉、一门学问，甚或是一门普通技艺，如何接手？如何传递？如何找到承接？遇到困难怎样解决？这里面都有鲜活而切身的感受，打点一下，我想从以下三个方面来谈：

（1）文字传承

文字是传承的重要形式之一，也是今天最容易理解和得到的形式。当然，我这里所说的具备传承功能的文字，主要指经典的文字及经典之外能够流传久远的典籍。我们看经典，比如《内经》，比如《难经》，她就像是师徒传承的一个记录。尤其在过去，印刷那么不容易，没有现代的资讯，更无法想象互联网，若能得到一些经典的文字，那真叫如获至宝！以如获至宝的这样一种心情来对待经典，来学习经典，收获自然就大。相比之下，今天我们得到这些文字太容易了，唐僧西天取经反倒成了天方夜谭。因为太容易得到，也就轻忽了她，读几遍读不出味，便就丢弃一旁了。所以很多事真应了古人的话，此事两难全！过去是很难得到，像武侠小说里面讲的，为了得到一部什么经，甚至不惜生命，得到了当然就有无穷的价值。现在经典的文字垂手可得，传承的意义反而减少了。

啰嗦这些，是想让大家恭敬经典，对经典没有恭敬心，从这条路上来的传承，你就无法得到。说到这里，我们传讲的黄帝内针，它依据的是哪部经典呢？当然是《黄帝内经》！尤其是《内经》的《素问》部分。自古都说：真传一句话，假传万言书！这话说得对不对，我不敢妄下结论，但至少是有道理的。那么，黄帝内针的传承，有没有这样的一句话呢？我可以很

故善用針者從陰引陽
從陽引陰以右治左以
左治右
　素問·陰陽應象
大論

陽病治陰陰病治陽
定其血氣各守其鄉
　素問·陰陽應象大論

负责地告诉大家，有！这句话就在《素问》的第五篇"阴阳应象大论"里："故善用针者，从阴引阳，从阳引阴，以右治左，以左治右。"如果要再加上一句作补充，这句还在这篇里，就是"阳病治阴，阴病治阳，定其血气，各守其乡"。可以说，这是全部黄帝内针的要中之要，典中之典。也可以说，是全部黄帝内针的口诀。道家有句名言，叫作"得诀归来方看书"！未得诀不是不可以看书，而是看书的意义和作用不大，得了诀就不一样了。为什么不一样？大家可以慢慢感受！

以上我们传讲了黄帝内针的口诀，也可以说，大家今天就已经得到了这个口诀！这个口诀其实并不限于黄帝内针，它也是整个《内经》的口诀，是整个中医的口诀。希望大家用这个口诀去学习中医，去干好中医，更用这个口诀指导下的黄帝内针去"上以疗君亲之疾，下以救贫贱之厄，中以保身长全，以养其生"。

（2）口耳传承

口耳传承，也就是现在常常提到的师徒相授，是古代诸多学问的主要传承形式，中医自然也不例外。之所以能够作为主要的传承形式，一则是因为文字经典不容易得到，过去一门学问的法卷，就像禅宗祖师

黄帝内针

和平的使者

之间相传的衣钵,仅此一份,所以,只有口耳相传。另一方面,口耳师徒相传亦具有相当的可靠性。所谓"名师出高徒""将门无犬子",即是对这一传承形式的高度肯定。

虽然将这个传承形式定义为口耳或曰师徒,但这个口耳却非一般的口耳,师徒亦非一般的师生。关键是什么样的人方堪为师才?为此,唐代的韩愈专门写了一篇《师说》,郑重地提出了师的职能:"师者,传道、授业、解惑也。"有这个能力,方入师职!中国文化里为什么这么注重师道尊严?过去每家厅堂正中供奉的"天地君亲师"牌位,为何要将师置于最末?置于最末不是他的地位最低,而是所有的这些都要靠师才有实义。否则,落不到实处,不过一纸空文。所以,严格来说,中国文化的命脉、中医的命脉,是要靠师来把持的!这正是师道尊严之所在。

近百年来,由于对传统的全盘否定,师道渐远,这在中医领域是比较突显的。由于规模化的中医教育将师道完全职业化了,当我们不再以传道、授业、解惑的职能考量师资时,这一条重要的传承路径出现断裂便是很自然的事了。当然,也是近十年,各方意识到了这个问题的严重性,政府也责令要重视师徒传承。但是,文明的断裂、道统传承的断裂,可不像修复桥梁或高速公路断裂那么容易！我们可能需要更足够的耐心。

口耳传承，一般都会强调师的一面，师当然很重要！师的重要还不完全是传授，更重要的或许是在信印上。信是信心，印是印证。佛门里面有一句流传很广的话：信为道源功德母，长养一切诸善根。我看这句话也很适合于中医！按照前面韩愈的说法，师的第一任务是"传道"，实际上"道"怎么传呢？道没法传，可传的非道！正如子思在《中庸》里说的："道不可须臾离，可离非道。"道从来没有离开我们，因此，也就不存在传不传的问题。那么，什么可传呢？信是可传的，信道之心是可传的。因为有信无信，那是天壤之别。就如我前面传的口诀，没传之前它一直都在那里，各位也许都很熟悉，但为什么它不发生作用呢？就因为没有信！今天我们很喜欢谈信用这个词，甚至做成信用卡后可以消费，就这么一张卡，除了信啥都没有，竟然可以当大钱来花。所以，你看这个信有多重要啊！

没这个信的时候，你看到这个文字不当一回事，本来经中讲得很清楚了，善用针的要"以右治左，以左治右"，但是到了临床，你还是会右膝关节疼痛就扎他的右膝。你不信，当然就没用。现在得诀了，信了，右膝疼痛你不管右膝，反而去刺他的左膝，就这么变一下，效果就会有天地之别！师传的意义往往就在这里。

师要能给出这个信印是不简单的，所以，过去对师的要求很高，不是随便一个人就可以为师。师必须是能者，必须是一定程度的过来人，更必须有传承法脉的支撑，否则，担不了这个信印！对师有如此要求，学人自然也不例外，否则，信印也无法单方建立。历史上有很多故事，看起来是为师的刁难学人，像程门立雪，像无端棒喝，种种的考磨无非是要考出这个信印来。

(3) 直接传承

这是一条更不好谈的传承路径，但是又不能不谈！因为它确实在发挥传承的作用，甚至有些时候是更重要的作用。

当然，要谈直接传承就必须去触碰一些诸如道性、诸如法脉、法源，甚至是诸如天师这样的概念。我们读《内经》常常会读到天师这个词，以为是对岐伯的尊称，而实际上，天在中国文化里实在是太广阔、太深邃，有些时候几乎无所不包。我们常说的"天知道"，以及我们在危难时刻呼唤的"老天"，这些也许是我们平时最不在意的地方，而这些地方是有深意的！我们看古书，也常常会看到神授一词，其实，这些都与直接传承有关联。

　　爱因斯坦是上世纪很难找到能够与之媲美的科学家，他的科学预言在不断地获得证实，前不久由美国科学家发现的引力波让全球再一次有机会热议这位伟大的智者。爱因斯坦的伟大成就来自他强调的理性思考和直觉判断，很多场合，他甚至更强调直觉的意义。直觉是什么？直觉从哪里来？为什么直觉在此一刹那发生？为什么直觉发生在你身上不发生在他身上？！这些恐怕连当事人也无法说清楚，因为爱因斯坦本人就没有说清楚这个过程。为什么有这样一个说不清道不明的感受？为什么有这样一个说不清道不明的判断？其实，这应该都与直接传承的路线有关。

3. 传承之外的东西

　　从路径上说，虽然我们分了三条，但实际的状况往往三者难分。尤其是中间的口耳传承通常都兼具前后二者，因为若有了明师传授，对经典的领悟也就会容易许多，自然从经典这一路领略的传承份额也会有所增益。另外，由口耳师徒这一路，我们常常会用到"口传心授"这个词，有时还用"心心相印"，心如何授？心如何印呢？其实，这又牵涉到直接传承。从黄帝内针的传承脉络看，实际也是三路传承的融合，文字传承是《黄帝内经》，口耳传承有师门谱系可证，而直接传承则是本门针法成熟完善的关键因素。

今天我们谈传承这个话题，内心是蛮沉重的，因为一眼望去，似乎困难重重。所以，亦只能将我感受深切的传承过程的诸种元素尽量呈现出来，以便大家能够根据各自不同的情况从自身够得着的地方开始。

（1）传承就是力量

团结就是力量，这句话我们今天经常会用到，剖析一下会知道，之所以团结就有力量，乃是因为空间力量的聚合叠加使然。我这里想强调的是，传承也是力量，兴许还是更大的力量。而这个力量的来源，则是因为时间力量的累积聚合。

为什么自古学问都讲究传承？英雄要问出处呢？因为有传承跟没传承完全是两回事，至少在力量上是两回事。刘力红跟我学针没几天，就来跟我谈感受，他说：师父啊，真是奇怪，过去我也不是完全没有用针，针灸的一些口诀至今仍然记得很牢，比如"面口合谷收"。可是牙疼的病人扎了合谷仍然叫痛，这之后慢慢就放弃了。可是自从在这儿学了黄帝内针，牙疼的病人还扎合谷(当然是按照口诀原则来取合谷),怎么针一进去,疼痛就不见了呢? 针没有变,合谷穴也没有变,可是效果变了。这就是有传承和没传承的区别!

　　谈到传承,或许有人会问,光讲传承,难道不需要丰富发展吗? 丰富发展当然要,但要看在哪个层面谈丰富谈发展。就像黄帝内针,在我接手之后,有没有丰富发展呢? 一定有丰富发展,但是这个源没有变,这个本也没有变。中国文化讲一本万殊,由本上展现出来的作用可以千变万化,但本还是本,这个没有变化。我们经常讲源远流长这四个字,其源越远,其流越长。若从上面这个角度看,黄帝内针有我丰富发展的地方,但绝不是我创的。它的源头、它的本在古圣先贤那里,在黄帝那里。有这么深远的源,可以预见它的流会多么久长,而久长时间的积淀,就是力量的由来。

(2) 如何与传承相应

① 什么是最基本的传承

　　传承的事讲了这么多,如何能够跟它相应呢? 或者说得具体一点,为师的怎么找到好徒弟? 做弟子的怎么找到好师父? 找到以后怎么办? 怎样才能不负这个因缘而能有大的收获? 看起来这些好像都不是问题，似乎人人都知道，其实知道的还真不多。古人常说，练剑的功在剑外，练书的功也在书外，整天抱着剑、握着笔，未必能练出一流的剑、一流的书来。传承这档子事也有一些像这，我听刘力红说他早年寻师的故事，真应了古人那句"踏破铁鞋无觅处"，热闹的地方去了，没人的地方也去了，可就没有师的踪影。等到寻累了，歇下来，师的因缘反而找上门来。

是不是歇下了就有师缘呢？这又未必了。还是要做准备。机缘不知何时来，准备却需早做！

《中庸》里有句名言：诚则明矣；明则诚矣。后人则曰：心诚则灵。灵明不昧！不昧就是清醒明白，智慧具足。知道如何行事，知道如何取舍，知道该朝哪个方向努力。如果这些都知道了，传承当然就不是问题了。所以，说一千道一万，还是一个诚不诚的问题。只有诚是可以事先准备的，其他都很难事先准备，因为不知它什么时候会来。

《中庸》里将诚喻为天道，是人必须效法的。钱穆先生晚年，对他几十年研究的中国文化做了一个总结，认为天人合一乃是中国文化的归宿处。我觉得这个总结还是很中肯的。不过需要明白，天人合一它不仅仅是一个学术的概念，它是真真实实的境界。如何能够达到这个境界呢？就是通过诚！如果真正在诚

择善而固执之也 中庸

得其人不教是谓失道
传非其人慢泄天宝
素问 气交变大论

位上，天人本就一体，还有什么不合一呢？！

诚是天道，也可以理解为人的天性，是先天本自具足的东西。那么，人出生了，进入后天了，如何找回这个先天的性？或者如何向它看齐呢？《中庸》里明确指出了一条道路：择善而固执之也。固执就是牢牢地抓住，就是不放弃，选择善而不放弃，换句话说就是坚持善，这就离诚不远了。那么，善是什么呢？就是我们中华文化强调的那些美德，就是孝悌忠信礼义廉耻，就是做好一个人！兜了一大圈，回到了做人的问题上来，我想强调的是，这是最重要最根本的基础。因为只有人做好了，才有了作为人的传承，而只有在这个传承的基础上才能谈得上其他传承。

② 左右为难之事

传承在《内经》有非常确定的原则，就是：得其人不教，是谓失道；传非其人，慢泄天宝。大家看，一边是失道，一边是慢泄天宝，是不是左右为难呢？的确是左右为难！

在我对黄帝内针已经能够比较成熟地把握，自我感觉这个法脉的传承已经完全到了自己身上，临床用起来可谓是得心应手、立竿见影、手到症除，这个时候我开始思考传承的问题。是像祖辈那样，找到一个秘密的传承人单传下去呢？还是另作打算？如果是单传,我有现成的条件,我们生的是儿子,符合传男不传女的要求。但是,看到针灸的现状,看到今天针灸所持有的疗效,看到太多的中医人竟然不会用针,看到小小的病患被折腾到不治,我的内心强烈地冲动着,我想将这本属于中华大地的神针广传,让它走进千家万户,让它造福于人民。使小病顿除不成中病,中病不成大病,为国家的医保分忧。每每想到于此,就有股股暖流温润心胸,让我充满力量。而当冷静下来,想到"慢泄天宝"四个大字,想到有人持此针法,不去治病救人,反去图财吊病,这个时候,冷汗就串串地往下流。究竟怎么办呢?就在这样的左右为难中犹豫彷徨了好长一段时间,最终广传的心还是占了上风。

今天借此传讲的机会,有意无意地披露了一段往事,说实在也很难说准确到底是什么让我下的这个决心。只是觉得学术应是天下的公器,不管哪一门、哪一家,但凡能成些气候,都离不了经典。如果离了经典而成一家,那么这一家注定也不长远。经典就像母亲,生出各家各派,母亲已顺应时代公诸天下,儿孙们还有什么犹豫呢?!想到这些以后,各种各样的顾虑就慢慢释怀了。

正如杨海鹰先生说的,今天我就像一个穿越时空的管道,黄帝内针通过这个管道流传给大家,至于大家能否真实地得到,能够得到多少,实在要看大家与传承的相应程度,也就是说,要看大家诚不诚,要看各位能不能择善而固执之。

第二章　法于阴阳　和于术数

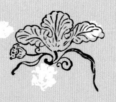

君子務本本立而道生
孝悌也者其爲仁之本
歟 論語

孝者德之本教之所由
生也 孝經

上一章跟大家谈了传承的大致情况及黄帝内针的传承脉络，传承是根基，没有传承，其他统统都不好谈，谈起来也没有力量。上章的末尾，我提到了一个做人传承的观念，认为这是一切传承的基础。而作为人的传承，它的核心就是孝悌，所以，孔子在《论语》开篇就谈到："君子务本，本立而道生。孝悌也者，其为仁之本欤！"孝悌是仁之本，也是人之本！刘力红博士谈文字很强调它的声音，认为声音是文字的灵魂，这一点我非常赞同。就比如此处的仁与人，在声音上我们分不出谁来，都是同一个读音。这是不是偶然的呢？不是的！这里面有很深的涵义。仁与人同，就是说作为人，必须具备仁性，只有具备了仁性方堪称之为人。否则，不能称人。在我们传统的习俗里，为什么骂人喜欢骂畜生呢？！道理也在这里。而仁的根本就是孝悌！这是铁板钉钉的定言！

儒家除了六经之外，还有一部《孝经》，在《孝经》的开首就指出："孝者德之本，教之所由生也。"孝乃诸德之本，是一切教化的开端。为什么教字要用孝这个部首？也是蕴含着上面的意思。从这一点来看，我们也就能够知道，教育的本义其实就是教人如何做人。再读陶行知的"千教万教教人求真，千学万学学做真人"，也就明白了它的来处。教由师来实现，过去在师后面都加上父,谓曰师父。一日为师,终身为父！把师看得似乎比亲生父母还要重。这是中国文化里重慧命过于生命、重道统过于家统的地方。我想,这也正是中华文明绵延不断的根本所在吧。

有了对传承的认识,当然最好是有了对传承的感受,下面就可以具体进入黄帝内针法理的讨论。

黄帝内针的法理离不开阴阳,在在处处都是阴阳的体现。因此,这一章的重点将围绕如何帮助理解阴阳的问题来展开。当然,我这里并非想要讲一部完整的教科书,因为有关中医的这些东西,从理论到临床都多得是,针灸的也不例外。而黄帝内针从整体而言,其法理源自《内经》,与后世诸说也都不相违背。只是它干净利落,又如莲之污泥不染,却是今天难得一见的东西。所以,本着黄帝内针的特质,我可能只讲一些相对特别之处,而不打算作中医的知识性普及。

一、三才

1. 人是怎么来的

这个问题要想回答清楚,当然是一件不容易的

天地氤氲萬物化醇男
女媾精萬物化生　易
經 系辭傳

人以天地之氣生四時
之法成　素問 寶命全形論

易之爲書也廣大悉備
有天道焉有人道焉
地道焉兼三才而兩之
故六六者非他也三才
之道也　系辭

事，或许博士读完，研究一辈子，也不一定能够很好地
作答。因为，整个中国文化似乎都是为了确切地回答
这个问题。所以，我这里只打算从易的角度，粗略来
谈谈相关的认识。

在《易经·系辞传》里有这么一段话："天地氤氲，
万物化醇。男女媾精，万物化生。"人是万物之一，也
是万物之灵。《素问》里还有另外一句话，大体与之相
应，叫作"人以天地之气生，四时之法成"。从上述两
段话，可以看到，从普通意义来说，人生命的来源，除
了男女，也就是父母的因缘以外，还必须有天地这个
条件。这是中国文化也更是中医的生命观。这一点要
特别提请各位注意，这是与现今我们生理学上的一些
认知所不同的地方。光有生理上精虫和卵子的结合，
这还不够，还不能生出一个人来，还必须有天地的参
与。这就构成了中国文化不同的生命元素。生命不
是孤立的东西，一开始就有天地参与其中。《系辞》里
还有另一段话，也是在强调这个问题："易之为书也，
广大悉备。有天道焉，有人道焉，有地道焉。兼三才
而两之故六，六者非他也，三才之道也。"兼三才而两
之故六，是说天有阴阳、人有阴阳、地也有阴阳，所以，
可以说生命是三凑六合而成！

因为秉持了这样的生命观，所以也就造就了中国

文化不一样的生命态度及其医学。中医里面所强调的整体观念,它的源头也在这里。不深入到这里,我们很难认识整体观,也无法理解天人合一。而从这个源头看,完整的生命,本就天人合一! 所以在中国文化的生命体系里,三这个数是很特别的一个数。而在黄帝内针的体系,无论从法理还是针道的应用,三都显得异常的重要。

中国文化为何那么强调礼? 而且还要克己复礼! 这就是要通过规范自身来和合天地。中医有那么多的养生原则,要法于阴阳,和于术数,食饮有节,起居有常,这些考量都是建立在生命来源的基础上,建立在整体的基础上,在三的基础上。只有这样,生命才能相对稳定。

2. 三而二之故六

从生命或者物质形态的角度,我们可以看看《老子·四十二章》的一句话:"道生一,一生二,二生三,三生万物。"这句话有很多的理解,在以下的环节我也会慢慢地谈到。这里先从字面来看,一和二都没有万物,只有到三才有万物的发生,这是对三的一个强调。所以,中国文化中的三才是非常重要的,孔子这里用了"广大悉备"四个字,也就是无所不包了。

再从简单的数学角度看，一是点，二是线，只有到了三才能构成面，才具有稳定性。三是面，虽然具有稳定性，但还不能构成立体的形，还不能组合事物。而当三而二之以成六后，形体就得以产生了。三而二之，就是三里面各分阴阳，也就是我们常说的六合。所谓六合，实际上就是指以形器为主体的世界，用现在的语言就是物质世界。物质世界的东西，包括了生命形态，在《庄子》里面被描述成"六合之内"，这部分是圣人认为能够讨论的范畴，也就是说是语言可以表达的。

三而二之，在中医里面有很特别的表述，就是大家应该都熟悉的六经。六经即三阴三阳，即中医体系的三才之道。所以，它也具有广大悉备的特征。而在中医里面，运用六经体系最娴熟和最完备的，当数东汉的张仲景。张仲景因为《伤寒卒病论》倡导六经辨证，继绝振衰，立挽狂澜，使中医的道统在存亡之际得以延续，因此而得医门孔圣之称。这里我要明确地告诉大家，黄帝内针就是不折不扣的六经辨证，而且也许是更为彻底的六经辨证！因为每一针，甚至是每一个心念都不能离开六经，都不能离开三而二之的原则。三就是三才，二就是阴阳，当然慢慢我们还会谈到一。三二一是黄帝内针的基本纲领，也是她的技术路线,在以下的传讲中,我会反反复复地谈,大家则要反反复复地琢磨。

三阴三阳

下面我稍稍展开来介绍一下三阴三阳在中医里面的大致情况。三阴即太阴、少阴、厥阴;三阳即太阳、阳明、少阳。这里的三同样不离于三才,不离于天地人的元素。

从人的层面来说,三阴三阳涵括了人体的经络系统,即三阴三阳经。由于经分手足,既有手三阴手三阳经,还有足三阴足三阳经。

具体而言:

手三阴经即:手太阴肺经、手少阴心经、手厥阴心包经。
手三阳经即:手太阳小肠经、手阳明大肠经、手少阳三焦经。
足三阴经即:足太阴脾经、足少阴肾经、足厥阴肝经。
足三阳经即:足太阳膀胱经、足阳明胃经、足少阳胆经。

从天地的层面而言,三阴三阳说的是六气,六气比较通俗一点的表达就是:风、寒、暑、湿、燥、火,比较学术一些的表达是:风木、寒水、相火、君火、燥金、湿土。具体而言:

三阴即：厥阴风木、少阴君火、太阴湿土。

三阳即：少阳相火、阳明燥金、太阳寒水。

从上述三阴三阳的基本名相我们可以看到，在人体层面，三阴三阳牵涉两个方面，一是脏腑层面，一是经络层面。脏腑是生命形态的内核机关，而经络的作用至少有两重，一是联系个体生命形态的内内外外，二是作为个体生命形态与天地之间的重要交通。如果用互联网来描绘经络的作用，至少有部分是切合的。

从脏腑的名相，我们看不出它与天地之间有什么关系，心肝脾肺肾，胆胃大小肠三焦膀胱，这些似乎是人与动物所专有。而经络的名相就不一样了，三阴三阳并非人所独有，天地也有这般称谓。所以，从脏腑的层面，除了三焦，其他我们都能从西医那里找到相同的称谓，或者相近的内涵，但是，唯独经络，我们很难从西医那里找到相应的东西。经络，无论从名相还是内涵，都是中医所独有的！为什么在中医行内，会有"不知经络，开口动手便错"的说法呢？与这个独特性恐怕不无关系。

3. 三焦

在以上谈到的脏腑名相中，留意的也许会发现，三焦与心是比较特别的。我们先来看三焦，三焦属于六腑，六腑的胆、胃、大肠、小肠、膀胱，似乎都能够在现代医学的解剖学上找到相应的部位，尽管与现代解剖学上的脏器不一定完全相同，但相似性还是存在的。而三焦呢？三焦这一腑在解剖学上我们完全找不到相应的部位。

那么，三焦究竟是一个什么样的腑？有没有具体的形质呢？这在中医内部也存在不同的看法，大抵不过有名无形与有名有形之争。我们姑且搁置这些不同，而从另一个角度去看三焦，就会发现，三焦与三才实际上是有所关联的。所谓三焦，即上焦应天，中焦应人，下焦应地。上中下，天人地，在人体有相应的各属区域，大致而言，上焦是心窝鸠尾以上的区域；中焦是鸠尾至肚脐神阙的区域；下焦是神阙以下的区域。黄帝内针针法的定位原则，很重要的就是来自三才，来自三焦。所以，我们首先要从区位上来认识三焦的意义。当然，这只是一个大致的区分，而实际的情况是三才一体，分之不可分，合又不胜合。总是你中有我，我中有你。比如作为天部的上焦区域，这个区域有没有三才？这个区域能不能分上中下呢？一样能分！针法的灵活，针法的造诣，针法的千变万化，往往就从这些里面体现。如果单从技法的层面，三才三焦是黄帝内针的重中之重，需要特别留意。

从理上而言，三焦也是很值得琢磨的一腑。三焦属于手少阳经，在六气关乎相火。不过在我的认识中，三焦还不仅仅是相火。从焦的造字看，下面的灬音"标"，意为烈火；上面的隹音"锥"，是短尾鸟的总称。鸟在火上烤，不就是现在流行的烧烤吗？当烤得焦香扑鼻，闻到这股焦香，自然胃口大开。《伤寒论》中，少阳病的主方小柴胡汤善治默默不欲饮食，或许与此相关。将下面的灬当作相火似无疑义，那么这个鸟呢？人身上到哪去找这个鸟呢？鸟在中医里其实还有另外的意思，叫作羽虫，羽虫五行为火。因此，焦实际上是两个火，下面的如果是相火，上面自然就是君火了。

4. 炎帝开创的文明

二火相加为炎，很自然我们会联想到中国文化的始祖炎帝。炎帝据说是黄帝的兄长，中华文明之发端即肇于此。炎帝之所以号炎，是因有火德之瑞，所以，要研究炎帝，要研究中华文明的发端，不能不从火德上着意。

君火以明 相火以位

既有火德之瑞,为什么不直呼火帝而称炎帝呢?这里的涵义甚深,不从这里深入进去,我们很难体会到中国文化的蕴味无穷。

将火分二途,并以君相命名,出自《素问·天元纪大论》,其谓:"君火以明,相火以位。"《素问》对火所作的上述名相及功用上的区分,实在是别开生面。总体来看,大家对火没有不熟悉的。火的作用一个是明能,一个是热能。所谓明能即是光明的来源,光明照破黑暗,人处在黑暗里,两眼摸黑,什么也看不见。不知道世界是什么样子,不知道真实是什么。这种黑暗一是眼前的,一是心里的,眼前的黑暗即是黑夜;心中的黑暗是谓愚痴。眼前的黑夜,灯火可以照亮,白日可以驱散;心中的愚痴则必由智慧的光明方能照亮。

而在此处,在《天元纪大论》里,其以君火来喻此明,君火又系少阴心主,"心者,君主之官,神明出焉"。所以,君火以明,无疑更强调了智慧光明的一面。

那么,热能呢?热除了温暖一面,可以祛散寒冷之外,更重要的作用是它的动能作用、它的变化作用。

变化作用体现在很多方面,如能使生物变成熟物,人类文明的其中一个象征,便是由生食逐渐过渡到熟食。另外,几乎大多数化学变化都需要热的催化,而植物的生长更需要太阳提供热能。热的动能作用在现代文明中则是扮演了更重要的角色,如蒸汽机的发明,几乎将热能的作用发挥到淋漓尽致。回观人类的文明,每一次大大小小的进步,每一个高高低低的跨越,都没有离开过这两个火的作用!炎帝之所以为炎帝,其意义也就在此了。言至于此,我们似乎能够深切地感受到,所谓炎,上面一个火,创造了中华的精神文明;下面一个火,创造了中华的物质文明。多么伟大的炎帝!

其实,中华文化讲天人合一,中医讲整体观念,它是处处在在的,我们上面谈到人类的两个文明,在我们身上同样也存在。人的健康为什么要讲心身健康呢?《素问·上古天真论》为什么要讲求"神与形俱"才能尽终天年?这些都是在强调两个文明。而两个文明的实现,就是以君火能够照达三部、相火能够游行三部为前提的。

5. 上工守神 下工守形

《黄帝内经》中,有关针刺还有另外一个重要的评

黄帝内针

和平的使者

判原则,就是:粗守形,上守神。从一般的角度来理解,也就是上等的用针是以神为依据,下等的用针是以形为依据。其实,在中国文化里,不仅针道如此,其他的也是一样。要想达到一定境界,都要从守形上升到守神。我们可以举《庄子·养生主》中的庖丁解牛,这个案例应该是最最鲜明了。在一般的厨子解牛,刀磨过一次,用不了多久就得重磨,这样的用法,一把刀当然用不了多长时间。而庖丁的解牛不一样,他是以神遇而不以目视,这样就能够以无厚而入有间,从而游刃有余。刀用了十九年,还像新磨的一样。这就是守形和守神的差别。

结合以上三焦谈到的君相二火,联系炎帝开创的两个文明,这些在针道里面都有体现。为什么讨论相火的时候要谈位呢?因为相火的作用与位置很有关系。先以热能来说,加热煮饭的过程如果将锅放歪了位置,那么火再大也是煮不熟饭的。而在自然界,同一株果树,向阳一面的果实与向阴一面的果实,味道就相差很远。而热在动能上的效应,那更是差之毫厘失之千里了。所以,要想充分发挥相火的作用,这个位是很重要的。也就是说,在相火这个体系,它是位用相应的关系。我想,这亦是领悟三焦法理很关键的地方。明白了这一点,我们对针刺为什么要选穴也就应该能够理解了。穴的位选对与否，实际上就决定了相火在热能、动能、变化等诸多方面所发挥的效用。黄帝内针很强调阿是穴的寻找，"阿是"实际上就是定位！就是定相！就是确定相火的作用！有关阿是穴的具体内容，我会在以后的相应环节介绍，这里有意提出来，是为了先有印象。

所以，从某种意义来说，守形就是调整或者确定相火系统的作用。当然，我在这里需要强调，大家必须正确看待"下工"这个字眼。下工不一定不好，下工不一定就水平低。《老子》明确指出："贵以贱为本，高以下为基。"所以，应该把守形视为基础，因为如果离开了相火的作用，我们不可能有这个身体。

以上我们强调守形，强调基础的重要，因为这是下手处。但，守形并不妨碍我们追求守神，作为中医人，这毕竟是我们的方向。而实际的情况，形神并不矛盾，形神本就一体，形中寓神，神不离形。守神亦即发挥君火的作用，君火的作用特征是以明，以明与以位是很不相同的。为了感受这个差别，我们以一年四季为例，一年四季其实就是位的变化，随着位的变化，相火的作用也就跟着变化，而与这个变化相应，我们看到了四时不同的万物生长状态，温度与湿度的巨大差别。那么，明呢？明并没有因为位的改变而显出巨大的差别。只要在白天，只要有太阳，它都一般的明亮。

禅门有云：千年暗室，一灯即明！我想这很形象地描述了君火以明的特征。换一个角度看，如果是千年冰川，能够一火即融吗？！当然是不可能的！从以上这个描绘，我们看到了君火以明作用特征的瞬时性，它几乎不需要时间，或者只需极短的时间。在针道里面，尤其在黄帝内针里面，我们经常会用到"立竿见影"这个成语，竿立在阳光下，竿影会立即出现。那么，针刺也一样，针扎进去了，针刺的效果也要立即出现！为什么呢？为什么这么神奇？因为君火本来就神奇！君主之官，神明出焉。因此，考量针刺的疗效，能不能立竿见影，能不能犹拔刺也，犹雪污也，犹决闭也，犹解结也，实在是要看看能否发挥君火的作用，能否实现守神！

6. 心

在脏腑里面，心是更特别的一个。三焦的特别已如上述，仅稍稍地展开，就发现有那么多的深意，而这些又都与针法密切相关。心呢？我记得刘力红博士在《思考中医》里从造字的层面谈了心的涵义，这是很有意思的现象。中国的文化丰富多彩，文字是一个重头戏。文字的历史虽然很复杂,有古文有今文,有这体有那体,但文字的基本精神没变,那就是能够载道。像五脏的造字,肝、心、脾、肺、肾,除了心都有月旁。月为太阴之精,从阴阳的角度,月代表阴;从有形无形的角度,月代表有形。在人体里,肉是有形的象征,所以,月肉相通。为什么五脏除心以外,其他四脏都用了月肉旁,唯独心不用呢? 这个问题实际上并不简单,它是我们文化观念的一个缩影。有形必有器,有器就有范围,因此,无形无器也就意味着没有范围! 没有范围又是什么呢? 是广大悉备!

孔子在《论语·为政》里谈到了"君子不器"的观念,其实不器就是没有办法度量,什么没办法度量呢? 天之高犹可量,地之广犹可丈,唯有心没有办法度量! 在中医的体系里,心主神明,而神恰恰就是没法度量的东西。《系辞》和《素问·天元纪大论》所载"阴阳不测之谓神"一句,亦是很好的证明。传统的各行各业最后都讲心法,我们由此也就知道,一旦涉及心法,就意味着不可测度,就意味着无限的可能性。为什么我们喜用神奇一词? 奇就奇在难以预料!

在黄帝内针的实践过程中,有很多有趣的故事。前些年,我每年都会花相当的时间在藏区做义诊。一次到青海的贵德县义诊,出现了不少看似不可思议的奇迹。好几个失明失聪多年的患者,针扎进去,竟然马上就能看到、听到,一些疼痛的患者更是针到痛除。当地的一位领导,母亲是西医,当他回家将亲眼目睹的状况说与母亲后,母亲对此表示强烈的怀疑,但对这些熟悉的案例及摆着的事实又无法否定。思来想去,认定必是针中做了什么手脚。于是吩咐儿子每天偷偷地拿走几根针,连续好些天,也没有发现针里有什么破绽,最后不得不五体投地,并老实坦白了上述过程。

实在地说,黄帝内针不能包治百病,它也会碰到很多疑难,甚至碰到不能解决的问题。但是,类似上述的神奇,类似上述不可思议的案例,却是数不胜数,几乎每一天都在发生。从这些现象,我们既看到了经典所言真实不虚,亦能据此判断,针道何以在当年是首选的治法。

可以肯定,针道之所以能够如此,来自于它的守神,来自于它在心上的立意。《素问·异法方宜论》明确指出:九针从南方出。而南方心所主,看来绝非偶然呢!心除了主神明,灵性亦为心之功用的一个写照。《黄帝内经》分《素问》《灵枢》两部,而《灵枢》以谈针道为主。论针而以灵枢为名,其于心之立意,

同聲相應同氣相求水
流濕火就燥雲從龍風
從虎聖人作而萬物
覩本乎天者親上本乎
地者親下則各從其類
也
周易 乾卦

是很突显的。因此，欲要习好针道，心法实是难以避免的字眼。

心法之不可测度已如上述，不可测度意味着一定程度的不可教授。一方是不可教授，一方是难以避免，叫人如何是好？！所以，一旦到了这个层面的教习，就一定是功在针外了。功在针外，实则是德在针外。传统的各行各业为什么那么强调品行、德行？为什么那么强调积功累德？其实都是为了心法做准备。那么，中医的德是什么呢？是大医精诚！是如何体仁！因此，这又回到了做人的问题，人成则医成，人成则针成，人没有做好，针道一定上不了境界。谈到这里我们应该明白，上工这条路怎么走出来呢？必须这样才能走出来！

7. 同气相求

三才既是黄帝内针的理法，也是它的方针。尤其是方针部分，我们会在今后的应用环节慢慢呈述，让大家渐渐能够感受到中国文化和中医的一以贯之。而将三才之道落实于理、法、方、针各步，其最重要的一个原则，就是同气相求。

同气相求，是《易经》在法理上的一个重要概念。它出自《周易》乾卦文言的九五，其曰："同声相应，同气相求。水流湿,火就燥,云从龙,风从虎,圣人作而万物睹。本乎天者亲上,本乎地者亲下。则各从其类也。"到了《系辞》,孔子则将这一概念表述成:"方以类聚,物以群分。"

由以上的不同表述,我们可以体会到同气的涵义是相当宽泛的。我们常说的"一方水土养一方人",其实道的就是同气。而同气自然相求!所谓相求,也就是相互给力,相互帮助,相互成就……一方水土养一方人,这是同方同气相求;水流湿,火就燥,这是同性同气相求;本乎天者亲上,本乎地者亲下,这是同位同气相求;四气之所以调神,是同时同气相求;飞龙在天,利见大人,这是同名同气相求,等等等等,不一而足。再如朋友,古云:同门为朋,同志为友。同门同气,同志同气,这实是再典型不过的同气相求!相求要在有应,为朋友两肋插刀,江湖中的同气相求若是合符道义,往往脍炙人口,流传千古。

如上所述,同气相求,要在有求必应!这是黄帝内针取穴定位的不二原则。取穴能否效如桴鼓?能否立竿见影?全在同气相求上!在黄帝内针体系,同气相求又叫求同气。同气求准了,自然是有求必应。同气求不准,往往石沉大海,杳无音讯。所以,就整个黄帝内针而言,在法理上,我们明了同气相求是为了有应；在技法上，求同气就要精益求精。所谓求同气，就是求病证的同气，病证在哪里？在三才的哪一部？谛属于哪一经？这个能够确定后，那么治也就确定了。治就是取同气，病证在哪一部，治所取的穴就在哪一部，病证在哪一经，治所取的穴就在哪一经。因此，辨证实际上是明气，施治实际上是求同，若我们能将这各各不一的"同气"融会贯通，进而处处在在都能找到同气，信手拈来，便就有求必应了。

二、一阴一阳之谓道

本章的开首，我谈到了黄帝内针的法理不离阴阳，但上一章却没有直接从阴阳而从三才来切入，实在而言，中医、中国文化可谈的部分，可以讨论的东西，离开了阴阳便没有别的了。所以，今后我们不论谈什么，始终是离不了阴阳的。

就如我们刚刚用到的"东西"两个字，这两个字或者说这个词是口语化的代表。它几乎包罗万象，可以指代任何事物。比方人这个东西，中医这个东西，西医这个东西，天地这个东西，万物这个东西，针刺这个东西，咖啡这个东西……一切的一切，可以言说出来的，

一陰一陽之謂道繼之
者善也成之者性也仁
者見之謂之仁知者見
之謂之知百姓日用而
不知故君子之道鮮
矣 系辭傳

我们几乎都可以用这个"东西"！东西为何如此神通
广大，无所不包呢？因为东西不过阴阳而已。东阳西
阴，所以，东西这个词实际上是阴阳口语化的代言词。
连这一点我们如果也清楚了，那么，也就知道上面所
说的并非虚语。

1. 道可道

孔子在《系辞传》中，说了一段很深切的话："一阴
一阳之谓道。继之者善也，成之者性也。仁者见之谓
之仁，知者见之谓之知，百姓日用而不知，故君子之道
鲜矣。"这段话是耐人寻味的，展开来看，确实当得起
"广大悉备"。一阴一阳之谓道，道与阴阳相关。医以
道言，针也以道言，谓之医道、针道，甚至各行各业都
言道，这都是与阴阳脱不了干系。

但是，道可道，非常道。道有可言说、可讨论的范
畴，又有超越言说、不可言说的范畴。如果我们将可
言说、可讨论的部分定义为道所展现的作用，那么，不
可言说、不便讨论的就是道的本身。若从这一角度看，
阴阳即是道作用的总括，而这一作用无时不由道中展
现，悟了的无非是知道了作用的来源，没悟的却只能
始终在作用中打转。中国文化之奥妙无穷，中国文化
之头头是道，恐怕亦就是在这个地方。

陰陽者天地之道也萬
物之綱紀變化之父母
生殺之本始神明之府
也治病必求于本　素
問　陰陽應象大論

　　《素问·阴阳应象大论》之开首，黄帝即云："阴阳者，天地之道也，万物之纲纪，变化之父母，生杀之本始，神明之府也。治病必求于本。"从黄帝列出的这一个阴阳清单，我们似乎看不出还会遗漏什么。天地之道、万物之纲纪，在宏观上包揽无余。而变化之父母、生杀之本始，则在微观上兜了底。一切的变化，好的变化，坏的变化，健康的变化，疾病的变化，都是阴阳所生。生杀其实也是变化，是比较粗大的变化。既然变化都由阴阳所生，那么，改变阴阳、调整阴阳，当然就会影响变化。所谓治病必求于本，一般的理解就是治病必须求到阴阳的层面，求到了这个层面，才叫治本。没有求到这个层面，自然就不是治本。

　　治本也就是说，无论从宏观或是微细，我们都找到了它的本始，找到了它变化之由来。所以，中医治疗的层面实际上就成为一个十分关键的问题。为什么用药的，我们强调理、法、方、药？用针的，我们强调理、法、方、针？因为在方药或者方针的层面，我们很容易流于经验，这个方子治头痛很好，那个穴位治牙疼很棒。治病不能没有经验，但如果治病流于纯粹的经验时，经验就很容易被滥用。其结果变成这几个头痛、这几个牙疼，用这个方子好了，扎这个穴位有效，而另几个完全没有作用。所以，治病必须将到法理上，到法理上，也就靠近阴阳了。回顾中医的历史，汉以后才有流派形成，但是，流传得最广的，还是非伤寒莫属。为什么呢？我想根本的原因是，六经辨证在天然上它就靠近阴阳。本来针道其实也有这个优势的，因为穴位都立在经络上，经络都立在阴阳上。可是走着走着，就走到了穴位的主治功用上，忘记了经，忘记了阴阳。我想这亦是针道所以衰微的内在缘由。

当然，这里我们还需关注一个细节，"治病必求于本"这一句，它放在了"神明之府也"的后面，而由此句可以看到一个清楚的界面：阴阳与神明的关系。尽管阴阳可以作为天地之道，万物之纲纪，变化之父母，生杀之本始，但是到了神明这里，它仅仅只是一个"府"而已。府也就是神明的居住之处，这个府很好，神明愿意住，便有了形与神俱的基本条件，便有了健康，便可以尽终天年。但，如何去评价这个府的条件？如何神明才住得安然？是二居室还是三居室？还是必须豪宅别墅？这恐怕不一定是府能够回答、阴阳能够回答，而要问问当事人。这就牵涉到中国文化的生命观，关系到形而上形而下，因此，医不是一个简单的问题，治本也就不单单限于阴阳了。

2. 阴阳究竟说了什么

阴阳包罗天地万物,涵括变化生杀,但,它究竟说了些什么呢? 翻开《内经》,除了上述之外,我们还可以看到,男女是阴阳,气血是阴阳,左右是阴阳之道路,水火是阴阳之征兆,还有前后、上下、内外也都不离阴阳。因此,概括起来,阴阳恰恰讲的是不同,是异。或者说,最基本层面的不同,最基本层面的异,就构成了阴阳的要素。如果用另一个学术一点的语言来描述这个基本的差异,那就是相对或对立。显然,世界,乃至任何一个事物,包括生命,都是因差异,因相对而呈现的。

以我们自身及我们身边的日用为例,哪一个人,哪一件事物,离开了阴阳? 没有男女(父母)不能生人,没有雌雄不能成物,没有内外不能成器,没有前后不成距离。我们走路需要脚的起落;生命的维系,需要呼与吸,以保持气息;需要食入食物及拉出大小便,以保证营养;需要作与息、动与静,以保持生命的节奏合符自然。再说一件物品,大小是它的阴阳,大小变了,物品就变了。长短是它的阴阳,长短变了,物品也变了。摆设位置的高下、左右都是阴阳,这些变化了,物品的意义也会跟着变化。而诸多变化的累积,便构成生杀。

细细回味,任何一个变化都没有离开阴阳,如果能够把握阴阳,也就能够把握变化,进而把握生杀。如果我们能够把握男女,把握气血,把握动静、出入、升降,那为什么不能把握生命的变化呢?促使生命的变化朝向人类的理想,我认为这就是医者的责任和使命。

所以,阴阳的问题我们需要先把它平实化,不要一开始就将它推向高不可攀、深不可测、变幻无穷,若推到这,便就无从下手了。我们这几十年的中医教育,多少是犯了这个毛病。所谓平实,我们可以先从煮一锅饭、炒一道菜开始。比如多少算不算相对呢?算相对,那它就是阴阳。我们的水放多一些或放少一些就构成了阴阳的不同,这个不同就会带来或干或稀的饭的变化。炒菜放多一勺盐或放少一勺盐也是不同的阴阳,而由这个阴阳的不同,菜的味道可令我们美味多多,也可令我们难以入口。再进一步,位置上的变化,前后左右是不是阴阳?都是阴阳。所以,如果位置的前后左右不同,阴阳也就不同,那么,产生出来的变化、作用、影响都会不同。针刺为什么要审穴?就因为穴位不同,它的阴阳就不同,产生出的变化和影响就不一样。黄帝内针与现今流行的诸多针法相较,在技法上它不行针,不追求针感,甚至完全不讲迎随捻转补泻,这恐怕是一个重大的、也是易于引起争议的

陰陽者數之可十推之
可百數之可千推之可
萬萬之大不可勝數然
其要一也 素問·陰陽離
合論

差异。然而,只要取穴得当,入针便有桴鼓之效。这便是因为位的不同已经有了阴阳的不同,已经具备了变化的条件。

参明了阴阳,一个位上的改变就连带着阴阳的改变,而一旦牵涉到阴阳,它就不孤立了。它是天地之道,是万物纲纪,足可以触一发动万机。为什么有时候一根针扎对了,它会效显神奇,它会出乎意料? 一根针有那么大的作用吗? 不! 一根针很普通,但,一根针若触及了阴阳,它就连带出天地、万物、变化、生杀,就连带着一切的可能性。是这些可能性在作用我们,而非仅限于一根根普通的针。当然,如果没能虑及阴阳,那么,一根针也就仅限于一根针,它不过刺破皮肤,刺入层层组织,引起小小损伤而已。因此,针道必要参究到这个层面,也只有在这个层面,才有治本的基础。

阴阳虽是平实,但,步步皆有阴阳,如何于此平实而繁杂之中,领悟要旨呢? 《素问·阴阳离合论》有一段简约的说明:"阴阳者,数之可十,推之可百,数之可千,推之可万,万之大不可胜数,然其要一也。"这个一是什么呢? 就是三才,就是三焦,就是三阴三阳。阴阳纵有千变万化,亦都不离其中。这需要我们在自己身上,在日用中,慢慢研习,渐渐地熟能生巧。

3. 万物负阴而抱阳,冲气以为和

五术与全科

中医治病有许多的方法,但,千法万法都不离阴阳,这是定则。所谓:谨熟阴阳,无与众谋。不仅诊法如此,治法亦如此。如《素问·异法方宜论》举出了砭石、九针、毒药、灸焫、导引按跷这五种常用的治法,我们可以称其为中医的五术。术虽分五,但都是围绕如何调摄阴阳而展开,离开了这个原则,也就不能称之为中医的术了。因此,不管行业内外,其实都可以用这个原则作为衡量标准。

所谓五术,即是中医的全科。今天我们将全科定义为心肝肺肾,定义为内外妇儿,从中医的角度看,这些不能谓之全科! 一个称职的中医,不可能会看心脏的病而不会看其他脏的病,也不可能会看男人的病而不会看女人的病。中医人所受的最基本的训练,是整体观、是辨证论治,在这样的训练下,能治一个病就能治一百个病、一千个病,能治一脏的病,就能治所有脏的病。因为万病不离阴阳! 所以,现在我希望大家能够把认识调整过来,中医的全科是指五术俱全。你可以根据需要选择砭石,你也可以根据需要选择针刺,依此类推。而不是需要针刺的,推到针灸科;需要刮

痧的,推到砭石科;需要吃中药的,推到中医科。这些都是中医,都可以在一个科里解决,这才叫全科!

从更根本的层面说,中医就是为全科而准备的,因为它在理上是贯通的,五术皆出一理,就是阴阳。这一点需要提请特别的注意,因为现代科技的分析观念,它呈现在运用方面,就是分科越来越细。过去我们常说隔行如隔山,今天不是了,今天是隔科隔室就如隔山了。这样一来,一个心脏一个脾胃都老死不相往来,还说什么整体观呢? 完全没有了! 所以,我在这里传讲黄帝内针,大家一定不能仅仅当针道来听,这里面一定是全科的,针道明白了,其他的自然也会明白。

致中和

既然万病不离阴阳,五术皆原一理(阴阳),那么,我们如何来调摄这个阴阳呢? 先让我们回到《道德经·四十二章》里。老子在这一章揭露了一个很重要的发现,其谓:"道生一,一生二,二生三,三生万物。万物负阴而抱阳,冲气以为和。"第一章的时候,我记得跟大家作过交代,我是搞地质出身,所以,当我看到这段文字的时候,自然会有一些不一样的感觉。一般的理解,道生一,一是什么呢? 是天,顺下去,二就是地,三就是人,三才具而有万物生,这是顺理成章的。当然,还有另一种理解,一是什么呢? 是阳,二是阴,从奇阳偶阴的角度,这也完全讲得通。那么,三呢? 一加二等于三,阳加阴等于什么呢? 等于即阴即阳,等于非阴非阳,等于阴阳和合! 思行于此,专业上的素养,让我想到这是一段与宇宙起源有关的文字。

有关宇宙的起源,现在公认的说法是大爆炸理论。爆炸使我们联想到诸多伤人毁物的画面,也使我们想到当今世界诸多工程的奇迹。怎么爆炸还会创生宇宙呢? 我们实在无法也不用去细想这桩事,把它交给霍金先生好了。而对于有关"宇宙常量的一致性"的概念描述,倒是作为一个中医人应该去思考的。在欧文·拉兹洛的《全球脑的量子跃迁》一书中这样记述道:"若宇宙的早期膨胀速率比正常小十亿分之一,则宇宙将几乎瞬间大瓦解;若速率快于十亿分之一,它会因为太快而最后只生成稀薄冰冷的气体。"诸位! 当我们看到这一段文字,会有什么样的感受呢? 十亿分之一是什么概念? 它太微不足道了吧! 然而,正是这样一个太微不足道的差异都没有,才有形成我们今天生活着的宇宙的可能! 宇宙的诞生是多么多么的不易,我们应该珍惜它!

然而,是谁让宇宙最初的膨胀速率不慢这十亿分之一? 也不快这十亿分之一呢? 现代科学的回答是,宇宙中存在着一种叫作"一致性"的常量,是这个一致性常量确保了宇宙早期的膨胀速率恰到好处，从而确保了宇宙的诞生！那如果我们要再往下问一句：宇宙常量的一致性是谁给出的？恐怕大多数科学家会一致地回答：上帝给出的！

这个问题虽然是个超越常识的问题，但是作为中医人，仍然是应该去思考一下的。否则，我们如何去向黄帝交代他所开出的阴阳清单有没有问题？既然阴阳能够作为天地之道，万物之纲纪，变化之父母，生杀之本始，那么，它就应该在此处有个说法！宇宙的大爆炸产生了宇宙早期的极速向外膨胀，如果借用廉溪先生《太极图说》中的描述，这应当是"太极动而生阳"的过程。因为向外的膨胀铁定为阳！虽然，廉溪先生在之后的描述中说："动极而静，静而生阴。"但是，阴阳的相对性、相随性、相依性告诉我们，静不会待动极才生，阴不会待阳极才有，而是立时即生，立时即有。随着向外极速膨胀的阳的产生，这或许就是道生一的过程，向内收缩或者说遏制极速向外膨胀的阴亦就相伴而起，这或许可以理解为一生二的过程。当阴阳交相作用，作用的结果使得宇宙膨胀速率不慢于十亿分之一，也不快于十亿分之一的时候，宇宙便得以诞生！这或许就是二生三、三生万物的过程。这看上去很简单，不复杂，因为大道本就不繁。

由这里，我们似可以看到三在中国文化里的不共之处。三含有二也含有一，但却不是简单的一和二的累积。可以说，三既融合了一与二，却又超越了一与二。三出自一二，与一二同根，与一二同气，同根同源，同气相求。三的这些特质，造就了它即阴（二）即阳（一），非阴非阳，超越阴阳，和合阴阳的不共特征。所以，到了三便有宇宙的诞生，万物的出现。也可以说，这个三就是宇宙的常量，就是一致性的代言！

宇宙常量的一致性促成了宇宙的诞生，促使了万物的出现，此刻我突然想到了在中国文化里有另一个与此十分相近的描述，那就是出现在《中庸》的"致中和，天地位焉，万物育焉"！

阴阳自和者必自愈

过去的一年里，刘力红博士在很多不同场合下讲了同一个主题，就是：中医的基本精神。这个精神是什么呢？是中和！他谈到这样一个看法，如果我们只能用一个字来概括中国的文化，包括中医，那么这个字就是：中！如果可以用两个字，那么这两个字是：中和！如果可以用四个字，那么这四个字是：中正平和！我很认同上述这个看法，也希望大家能够对此有所关注。因为对于黄帝内针而言，这是很真切的。甚至可以毫不夸张地说，这几个字是黄帝内针的主轴，是中医的主轴，中医人所干的一切，都是围绕着这个主轴展开的。

　　上面谈到宇宙常量的一致性，是它确保了宇宙早期的膨胀速率恰到好处，从而确保了宇宙的诞生。这个恰到好处用《中庸》的语言就叫"中节"，中节的状态也叫"和"。本来阴阳的作用就是相对的，说得更直白一点是相反的，一个要向外膨胀，一个要向内收缩。相对相反的东西总有些互不相让，看看今天的世界，不就是这样吗？为什么在这个关头，在这个节骨眼上，它能够中节？它能够处和？它能够恰到好处？因为有中的作用！中的作用天生就是致和。至于中为什么能够致和？我们会把它交给道，交给天，而不在这里深论。

　　阴阳的相对性、阴阳的矛盾性如果没有离开中的作用，那么，它的结果是由对立走向统一，由矛盾走向协和，这在中医可以称之为平人的状态。平人就是平和之人，或和平之人。《素问·平人气象论》曰："平人者，不病也。"不病亦即健康的状态。由此我们也就看到了，《内经》讨论健康与疾病是从阴阳这个层面着手的。阴阳层面出了问题，就会导致疾病，而这个问题的癥结就是不平。不平亦即不和，当然这个问题

《黄帝内针 和平的使者》

如果出现在宇宙的早期,宇宙诞生的这件事也就不会发生。

由此我们亦更清楚了,为什么《素问·三部九候论》在谈到治疗的时候要反复强调:无问其病,以平为期。无问其病,就是不管你是什么病,是感冒发烧还是肿瘤,原则都一样,都是"以平为期"! 这一点也可说是中医很特别的地方,或者是中医最不易为西医理解的地方。我前面在谈到全科的时候,提及过这个问题,一位称职的中医,当他能够治疗感冒,那么,他也就能够治疗肿瘤。当然,难度上会有差异,但,理法上,甚至方药、方针上,都没有差异。如果认为不一样,认为有差异,那么,实际上他已然离开中医的本位了。他可能以为像肿瘤这么严重的病,西医都要上放化疗了,中医不应该也有些特别的辨证方法吗? 其实没有!都一样,都是以平为期! 所以,当一个感冒的病人需要用桂枝汤时,我们给他用桂枝汤,而当一个肿瘤的病人患的是桂枝证,我们一样的也要用桂枝汤!

有关上述这个原则,在医圣张仲景《伤寒论》的第58条有一个类似的提法:"凡病,若发汗、若吐、若下、若亡血、亡津液,阴阳自和者必自愈。"仲景在这里也很肯定地指出了"凡病",就是不管你什么病,不管你用什么方法,只要能够实现阴阳自和,那就一定会获得痊愈！刚刚我跟大家举了桂枝汤，为什么桂枝汤被誉为群方之祖？为什么桂枝汤在《伤寒论》里面有最为广泛的运用？就因为它在和合阴阳上有特殊的立意。黄帝内针同样也不能离开这个原则，我们取穴下针的唯一目的，就是实现阴阳自和。阴阳自和实际上就是以平为期，那么，平自哪来？何以自和？因为有中，有中则能平，有中则有和！

接下来，我们再回到《道德经》上述原文的下一句："万物负阴而抱阳，冲气以为和。"宇宙初始的极速膨胀被我们定义为阳，紧接着一个与膨胀相对的力量被定义为阴，这个态势或格局用"负阴而抱阳"来描绘，是相当符合的。其实，不仅宇宙初始如此，万物的构成也都是这样。那么，负阴而抱阳的态势何以恰到好处？用《内经》的话来说，就是何以做到"阴平阳秘"？从而既不塌陷，也不因过于膨胀而走向分离。这便是"冲气以为和"的作用。冲气是什么？怎样能"以为和"呢？这里可有不同的理解，冲气亦即冲突之气，其实质就是阴阳。冲亦为和，故有冲和之谓。而我更喜欢在此处直下承担，冫是为阴阳，是为相对，是为矛盾冲突，那依什么才能化解呢？只有中！中则有和，这便是冲意所在，亦就是冲气何以为和之根本！

透过上述这些讨论，我们知道了阴阳于万物、于生命、于健康的重要性,这个健康来自有和,而和来自于中。它是这样一条线路,这条线路能够弄清楚,再往下走,就好办多了。

4. 本末

中国文化里面,中医里面,处处都是阴阳,这个可能已经不是问题了。但,即便处处都是阴阳,这阴阳之中仍有许多的说法。就以本末而言,前面我们谈到中医强调治本,而治本就必须触及阴阳的层面。为什么治本一定要涉及阴阳?这关系到我们对本的理解。本是与末相对的一个概念,即便这个概念的本身仍是有阴阳可分。本之与末从造字结构来看,就只一横的差别。一横在下是为本,一横在上是为末。在下的是根,在上的是枝叶。枝叶由根生长而来。亦即根为先,枝叶为后,在先者为本,在后者为末。本末的原则实质由先后来确定。由于后由先生,先决定后,改变了先便决定了后,影响了先便影响了后,先若治,后必随之而治。这其实是治病为何要求本的所以然。用《大学》开首的一段话"物有本末,事有终始,知所先后,则近道矣"来看,治本实则是知先后,治本实则近道矣!

谈到这里,就有一个很重要的问题要提出来,就是脏腑的问题。脏腑本身可分阴阳,脏为阴,腑为阳。

脏腑虽分阴阳,但毕竟已属于形器的范畴。《内经》在
谈及形与气的时候,很明确地指出了气聚而有形的路
径。若从先后来看待,则气为先,形为后。而老子在《道
德经·四十章》则云:"天下万物生于有,有生于无。"从
有无而言先后,则无为先,有为后,应是定论。当然,
若严格来说,上述的形气皆都是有的范围,不过若从
有中再分有无,那气还是靠近于无的。而从阴阳来论
有无,从阴阳来论形气,那又可说气为阳,形为阴,有
为阴,无为阳。如此则阳先阴后又成定局。

　　刚刚谈到脏腑可分阴阳,乃是从形质中去判阴
阳,这是《内经》常常提到的"阴中有阳,阳中有阴"。
所谓"数之可十,推之可百,数之可千,推之可万,万之
大不可胜数"即是言此。而从《素问·阴阳应象大论》
的"变化之父母,生杀之本始"的角度,阴阳似更着重
于父母和本始的角色,用上面的话说,就是更侧重于
先的角色。这样,我们谈论阴阳,也就往往在气的层
面为多。

　　以上这些,我在来来回回地兜圈子,兜本末,兜先
后,兜有无,兜形气,为的是什么呢? 为的是要说明,
中医这个体系它有一个很重要的特征,即从脏腑和阴
阳来论,它更强调阴阳;从形与气来论,它更强调气;
从可见(有)和不可见(无)来论,它更强调不可见。清

黄帝内针
和平的使者

末名医郑钦安先生在他的《医理真传》中说:"五脏六腑皆是虚位,二气流行,方是真机。"这句话看上去是非常震撼的,但,细细推究,仍是不离先后本末。这实在是与现代人相去太远的看法!现在说个脏腑、说个心啊肺啊什么的,还靠谱,若是提什么阴阳、谈什么气,那还不子虚乌有了!而作为中医人,这个观念却必须摆正,我们眼中甚至可以没有脏腑,但,一刻都不能没有阴阳!

由于现代医学的普及,人们生活的语境基本都西医化了,这无疑也大大地影响了现今的中医人。有个什么问题,病人会直接问:医生我这个心脏病怎么治?我这个胃病怎么治?或者一大堆的检查后,报告出来了,告诉你心脏有问题、肝脏有问题、血糖高了,这对中医来说,等于是给你下了套,可我们现今的中医没几个不往里钻,这一钻,中医的本来必定迷失。我在这里是想很严肃地告诉大家,如果我们想学习黄帝内针,更进一步想学好黄帝内针,这个圈套尤其不能钻!我们还得老老实实,回过头来走辨证论治的老路。不管他是什么病,也不论西医查出了什么样的指标,这些统统都得放下。《伤寒论》16条有这样的十二个字:"观其脉证,知犯何逆,随证治之。"刘力红博士称其为仲景的十二字薪传。我认为这也是黄帝内针的十二字薪传！它的落脚是随证（症）治之，而不是随病治之，更不是随指标治之！所以，证是中医的眼目，是中医人的下手处。因为只有证才能告诉我们真正的"病"在哪里，阴阳在哪里，本在哪里。

　　我举一个简单的例子，比如一个胃痛的病人，我们可以了解它相关的现代资讯，例如它是胃溃疡？它是十二指肠球部溃疡？它是胆汁反流性胃炎？它是胃窦炎？甚或它是胃癌？了解这些有什么好处呢？它可以大致帮助我们判断治疗的难易程度。这个可能需要相当的时间，而那个也许一二次就好了。这些资讯的意义仅此而已，它不能帮助我们确定真正的问题在什么地方？我们真正需要的是"知犯何逆"，比如这个痛在胃脘部，是偏左还是偏右？或是居中？有没有牵扯到背部？如果是偏左，那么说明病在阳，阳病就要治阴。偏左的范围有多大？是偏到了阳明？还是偏到了太阴？甚至到了厥阴？如果还牵扯到背部也痛，那么太阳也有问题了。所以，一个胃痛，我们可能不在乎你有没有幽门螺杆菌，有没有肠上皮化生，但却很在乎你是犯到阳明、太阴、厥阴，还是波及了太阳，或者只限于任督的区域。因为只有知道了这些，我们才知道阴阳，才能够求本，才能找到下手之处。如犯了阳明，亦即证涉阳明的区域，那我们要从阳明去求同气，按照以右治左的口诀，我们可能会取右手的曲池；如犯及太阴，那可能会加取右手尺泽；若波及太阳，那么小海就会在考虑之中。这里需要强调的是，我们并不一定得看曲池、尺泽、小海在主治功用上能否治疗胃痛，这些完全不必在意，只要它在口诀之内，只要它符合阴阳的法则，只要它符合同气相求，那么，它就会生出这些功用。如果离开这些原则，即便这些穴位原来有这些功用，它也会失效。这看上去有一点像是随心所欲，但随心所欲却不逾矩！这是随证治之的根本意义所在。所以，作为中医人，一定得知道本末，切不可本末倒置！

5. 黄帝的精神

土德在中

我们在这里传讲的针法叫"黄帝内针"，通过以上讨论，大家或多或少都应该感受到它在理法方针上与《黄帝内经》的密切关联。但，此处需要更进一步深入的是，黄帝不仅仅是《内经》的限定词，她还是我们整个华夏民族的限定词，乃至中华一切文化的限定词。也就是说，中华几千年的人文都与黄帝有关，都渗透着黄帝的气息。我们号称炎黄子孙，而黄帝被奉为中华文明的初祖，所以，对于黄帝及其精神，是不可以不了解的。

在上一节的讨论中，我跟大家谈到了炎帝，炎帝的这个称号源自火德。究竟炎帝是一个真实的人，一个真实的上古部落首领，一个有熊氏同父异母的兄长呢？还是火德人格化的象征呢？我们今天不去讨论这个话题，要讨论也无法讨论清楚。同样，对于黄帝，我们也不去牵涉上面的问题。黄帝的称号源自土德，因此，要想认识黄帝，要想认识黄帝的精神，连带认识与其相关的整个中华文化，恐怕都不能离开土德。

土德是什么呢？认识土德只能由土入手。土是五行之一，是农民最熟悉不过的东西。五行的木、火、土、金、水是中国文化里特有的元素，《素问·上古天真论》中，谈到："上古之人，其知道者，法于阴阳，和于术数。"这里的术数就离不开五行。也可以说，五行实际是阴阳的展现，阴阳要落地，就离不了五行。在五行里面，大家很熟悉的观念就是生克，生是连带，木生火，火生土，土生金，金生水，水生木，周而复始，循环往复。克是隔带，木克土，土克水，水克火，火克金，金克木，仍就是周而复始，循环往复。所以，从以上这些关系中我们可以看到，整个中华民族、中华文化的炎黄谱系，属于火土的连带关系，是火土合德的结果！

五行是阴阳的展现，具体来说，阳的展现是为木火；阴的展现是为金水。木为阳中之阴，火为阳中之

《黄帝内针　和平的使者》

阳；金为阴中之阳，水为阴中之阴。那么，土呢？土在这里没有位置吗？它是阴还是阳呢？谈到这里，大家应该能够记起我们之前讲到的"三"，讲到的即阴即阳、非阴非阳，以及宇宙常量的一致性，以及致中和。我想这些与土都有很密切的关系。如果说，五行是阴阳的展现，那么，五行里面特意安立的土，即是和合阴阳的重要源头——中的展现。中的更深一面，已然涉及形而上的道体，不是我们在这讨论的范围。但是，中的作用却可以通过土的诸多方面得到体现。为什么土位正好安置在五行之中？左临木火，右临金水。为什么五行五方的配属，土居中央？中医甚至直呼中土。这些都提示了土与中的直接关联。因此，我们说土德在哪呢？就在中里面！在中正平和里面！甚至我们也可以说，华夏的民族以及中华的文化，就是由土德展现出来的。

土德在中，土德在正，土德在平和，这里面的内涵非常丰富。从事理应用的层面，我们可以举脾胃为例，脾胃属于中土，二者相依，互为表里。前面我们曾经谈到健康不病的基本条件是平人，如果要更具体一点来谈平人，这就需要联系到脾胃。如《素问》在"平人气象论"这一篇专论中说到："平人之常气禀于胃，胃者平人之常气也，人无胃气曰逆，逆者死。"进而"有胃气则生,无胃气则死"！将胃气提到这样的高度,除了胃是受纳水谷之器,人不能不赖食为生外,更重要的因素是它的中土属性。它的中土属性致它有和合阴阳的本能,其与饮食相比,则是更深层面、更根本层面的生之本。否则,了解一些西医的朋友们就会说话了,太多胃大切除的病人不是活得挺好吗？怎么没见无胃则死呢？！无胃这个有形的脏器可以不死,是因为胃气还在,中正平和之气还在,和合阴阳之气还在。如果这个气没有了,那是肯定活不成的。

所以,我们研究黄帝的精神,研究土德,就知道它在中医里面的甚深要义。土德是构建生命的基础,有土德则生,无土德则死。若从临证的角度,生了病不要紧,只要土德还在,就有救治的希望。因为有土德就有阴阳自和的可能,而"阴阳自和者必自愈"！所以,临证疗疾治病其实就是为了维护土德,这亦是以平为期的真实意。而在针道里,土德虽然无处不在,但,集中的体现还在太阴阳明里。为什么历代针灸都很看重足阳明的三里穴？甚至有"若要安,三里常不干"的口诀。其实就是注重土德养护。可以说,如何养护土德？如何维系土德？如何使衰败的土德重建？是黄帝内针的窍中之窍,诀中之诀!

土德是广泛的,五常中的信是土德,八德中的孝也是土德,所以,我们不仅仅只是用五术来养护土德,用针用药当然可以很好地营建土德,比如上面的足三里,比如《伤寒论》的大小建中汤。但,我更想跟大家说的是,不怨能够维护土德,和气能够维护土德,而且这个维护的层面更深、更彻底!因此,健康就不单单是医生的问题,更重要的环节其实是自身,这一点大家务须明白。

因果不虚

土德在中,维系土德其实就是开发中的作用,中的作用展现,就能正气存内,邪不可干。正气存内,就能平人不病,即便生病,也将阴阳自和者必自愈。因此,如何维系土德,开显中用,实在是黄帝内针的重头戏。我们每一针扎下去是否能够灵验?是否真如拔刺、雪污一般,其实就看这个中能否开显出来。上一章的开首,我谈到了本门针法的至简至深,至简是技法,至深就必须于土德在中里去挖掘。

有关土德,我这里想从另一个层面来讨论,比如因果的层面。从这个层面言,当过农民的就会有很深的感受,现在正值春季,相当多的农作物都要在这个时候播种,到了夏秋才有收获。如果我们仔细地考量一下这个过程,一个农作物要想收获,要想得到丰硕的果实,大抵由三方面的条件决定。其一,是种子;其二,是播种之后的耕耘护养以及天时地利；其三，才是果实。本来果实已经不能作为条件了，但，要考量来年的种子仍由此果实中出，那么连带的关系也就存在了。

如果我们把种子作为事物发生的因，把种子生长过程所需的诸多条件作为事物需要的缘，把经历上述环节后达成的收获作为事物的果，那么，因、缘、果，实在是再通俗不过，也是最接地气的土德。其实，不仅仅是农作物，万事万物包括人事，都是这个土德的呈现，都是在土德关照下的因缘果的历程。只是现代的人因为缺乏对土德的认识，没有土德的教养，一谈因果，便将它与迷信扯到一块。这哪是迷信呢？如果这也成了迷信，那我们整个的中华民族就是吃迷信长大的民族！炎帝给我们的智慧到哪去了？炎帝给我们的光明到哪去了？

因缘果简称因果，是真实不虚的法则。中医的方方面面都没有离开过它。我这里举一个大家很熟悉的例子，就是2003年的非典。非典由南至北，到了北京的时候，"白色恐怖"几乎笼罩了整个京城。人人都带着大口罩，平素拥挤不堪的街道也几乎成了空巷。在南方，尤其在广州，因为邓铁涛老前辈和诸多铁杆中医的第一时间介入，使该病的死亡率大大降低，广州中医药大学第一附属医院为零死亡率。中医对非典有这么好的疗效,但,不少的城市却迟迟没有中医介入。因为西医的同仁们认为,非典的病原是什么?非典发生之初我们倾了全国之力都还弄不清楚。弄不清病原,就无法出台杀灭病原的措施,也无法构建免疫治疗。你们中医知道什么?知道什么叫SARS吗?从现代医学的角度,这样的置疑完全合符情理。不过,若从因果的层面,中医能够治疗非典亦完全在情理之中。

由上述的因缘果我们知道,从健康角度讲,如果把健康视为一个结果,那么,获得健康既需要健康的因,也需要健康的缘。人生真正健康的因从何而来?这是非常复杂的一个问题,这关系到我们对生命的认识层面。如果浅层来说,这个因与父母有重大的关系,而一旦因种下以后,就是缘在起决定的作用了。《上古天真论》开首的二十字养生真言中说的"法于阴阳,和于术数",这里面有因的成分,之后的"食饮有节,起居有常,不妄作劳"都讲的是缘的层面。所以,对于成了人的我们来说,要谈健康,就只能从缘去入手了。而这里几乎没有牵扯医的成分,这是《内经》很明确的健康观。与今天许多人将健康寄望于医院,形成了鲜明对比。

而从疾病的角度,如果我们把已患的疾病当成果,那么,这个结果也是由相应的因和缘决定的,单一的因和单一的缘都不足以形成疾病。所以,要想影响疾病,改变疾病的进程,我们除了改变因,也可以改变缘,当然最好能够做到因缘俱变。从现代医学的角度,以非典为例,SARS病毒可以看作疾病的因,病毒进入宿主是否引起感染发病,还需一定的致病条件,为什么现代医学将致病菌(病毒)前加上"条件"二字呢?如果不需条件就能致病,那么2003年的中国大地应该尸横遍野才对。可实情并非如此,得非典的毕竟还是极少数。而上述这个条件,就是疾病所需的缘。因此,对于非典而言,我们可以研究SARS,并进一步找出对它敏感的抗病毒药物,或者研究出相关的疫苗来预防。同时,我们亦可以去作用它致病的缘,当致病的缘没有了,SARS也就孤掌难鸣!中医之所以在完全对SARS不知情的情况下能够治疗非典,就是出于这个道理。

那么中医是如何来认识这个缘,如何来改变这个缘呢?就通过辨证论治!当一个病人来到我们面前,他所呈现出来的证(症)就能整体地告诉我们致病的缘(条件),我们再根据这个证去施治,这个缘就能获得改变,缘获得改变,疾病的进程也即发生改变,我们期盼的痊愈亦就不期而至了。

辨证论治是很神圣的，在中医眼里，他更在乎的是证（症）。证是生命应对异常的直接呈现，相比之下，病则已然经过了概念的逻辑加工。对于生命而言，它已经不是那么直接了。生命处于自然正常的状态是舒适的，没有症（证）可言。一旦生命偏离了自然、偏离了正常，不舒适的状态便会立即呈现，这就是所谓的症（证）！所以，症（证）实际上是生命偏离了"正"的反应，辨证实则是辨"不正"！为什么症的造字是这个样子？将正放进了疒里，疒的本义就是疾病，正入于疒，说明正出问题了，正出问题当然是不正了。正出于中，其用在于平和，所以，透过辨证（症）其实就是明了生命偏离中正平和的状态。而施治，则是使这个偏离，重新回归到中正平和！

有关因缘果，《周易》坤卦之文言有这样一段话："积善之家，必有余庆；积不善之家，必有余殃。臣弑其君，子弑其父，非一朝一夕之故，其所由来者渐矣。由辨之不早辨也。"臣弑其君，子弑其父，这对于家国来说，都是天大的噩耗！若拿身体来做比喻，就像突然查出了晚期癌症一样。臣弑君，子弑父，或晚期癌症的发现，都只是刹那的事情。但，其所由来者渐矣！也就是说，刹那发生的事它的由来却需要一个漫长的过程。需要蕴酿，需要准备。所以，积善之家，才有余庆;积不善之家,才有余殃。重要的是在累积,积够了,量变就到质变。那什么时候是够呢?什么时候就会开始质变?这是不好说清的。只是因、缘、果之间的关系是很清楚的。为此,古圣先贤给出了一条规矩:勿以善小而不为,勿以恶小而为之!这一条若是做到了,便可保万无一失。健康的问题亦是如此,凡是利于健康的,尽管是小事,也要坚持不懈,凡是不利于健康的,尽管也是小事,亦要尽力地唾弃。

《周易》选择在坤卦谈论因果的问题,这当然是与土德相关。只是这里面的深义还需我们进一步去发掘。土德在大地来说,它不但长养一切,还具有发露一切的妙用。《素问·灵兰秘典论》是一篇很有趣的文字,它给五脏六腑都按官位来排了座次,比如心为君主之官,肝为将军之官。但是,到了脾胃就显得格外不公平,两位只共坐了一个仓廪之官。直到后来细读《素问》遗篇中的"刺法论",才发现五脏是各有官位的,脾做了谏议之官,职能是:知周出焉。谏议就是明辨是非,就是明辨善恶,过去的谏议大夫对于江山社稷来说,可是个太不简单的官职,像唐代开国的魏征,就是历史上鼎鼎大名的谏议大夫。而今天纪委这个部门,有一些类似谏议大夫的职能。谏议的功用关键在于早辨,问题还在隐微之中,就能上达天听,及时纠正,及时处理,哪里会酿成"臣弑其君,子弑其父"这样亡国亡家的大祸奇祸呢?绝对不可能!同样的,怎么可能病到晚期癌症还能悄无声息呢?这一定是谏议出了问题,出了大问题!

《内经》到了"刺法论"才来谈论谏议之官,是很值得参究的一个问题。上面我们谈到证(症),认为证或症是生命偏离了"正"的反应。这应该也是土德展现出来的一种功能,反应的目的是为了纠偏,纠偏之所以又称纠正,是因为偏没了,自然就是正啦。很显然,这个反应生命偏离"正"的机制,是由脾这一官来把控的。脾胃属中土,前言平人之常气禀于胃,此则以谏议之官来维系中正,这里面可圈可点,值得研究的东西太多太多!这可是再一次提点了针刺的不一般,它可不仅仅疗疾祛病,是足以"全神养真"的。

6. 感而遂通

黄帝内针在理法方针上的同气相求已如前述,可以说最后我们的针要落在何处?千落万落,就要落在同气上。落在同气,才能相求,才能相应,才会效如桴鼓。因为中医除了讲经还要识络,经为主干,络为网辅。或曰经为经,络为纬,共同经营脏腑内外、四肢百骸。针法上有一句流传很广的口诀,大意是"宁可失

天地氤氲萬物化醇男
女媾精萬物化生
　周
　　易·系辭傳

天地感而萬物化生聖
人感人心而天下和平
觀其所感而天地萬物
之情可見矣　周易·咸卦

穴，不可失经"，而在黄帝内针的体系里，我们需要改
一改：穴可失，经可离，同气不能丢！如果同气不失，
即便离经离穴，它亦在经在穴；若是同气丢失，即便在
经在穴，亦如离经离穴一般。

　　除了同气相求，我们还需注意另一个问题，就是
不同气的问题，异气的问题。异气之间的作用是怎样
的呢？比如天与地、男与女，归结起来就是阴与阳。
《周易·系辞传》对此作了这样的描述："天地氤氲，万
物化醇；男女媾精，万物化生。"也即用了"氤氲"和"媾
精"来描绘异气之间的相互作用。氤氲与媾精对于今
天的人来说，不是那么直白，我们用《周易》咸卦象辞
的一段话，也许大家就清楚了。象曰："咸，感也。柔
上而刚下，二气感应以相与，止而说。男下女，是以亨
利贞，取女吉也。天地感而万物化生，圣人感人心而
天下和平。观其所感，而天地万物之情可见矣。"由象
辞的这段文字，我们看到异气之间的相互作用是通过
"感"来实现的。而这段文字更是告诉了我们感情之
所由来。为什么说世界上最勉强不得的就是"感情"
呢？因为情必由感而发，感乃能生情。

　　感在《周易》是很关键的一个问题，"易"的造字
有一种说法，即日月为易，即上为日下为月，日月即阴
阳，故而《庄子》有"易以道阴阳"之说。日月以上下论，

则为易；以左右论，则为明。是否可以说，易这门学问就是借助阴阳来明了天下呢？这实在是很值得参究的问题。那么，如何能够以易这门学问或者借助阴阳的方便来明了天下呢？在孔子《系辞传》对易的另一个精辟的定义中，似乎对此作了回答："易，无思也，无为也，寂然不动，感而遂通天下之故。"由此我们看到，至少在孔子眼里，这是通过"感"来实现的。

二气，或者天地，或者日月，或者男女，或者天下，一切的一切，只有通过"感"才能相与，才能万物化醇，才能万物化生，才能明白通达。中国文化很多含义甚深的词语，都是由感而生，比如感恩，比如感动，比如感化，比如感情，比如感知，比如感觉，比如感通，比如感悟！而《周易》下经开首的第一卦咸卦，就是专门讨论感的卦象。

刘力红博士是前年冬天开始跟我学针，学针后不久，他便将针道的口诀用之于导引，并由此体悟出甚深的导引要领。对此，我是十分地赞许，并且认定他所谈及的导引才是《内经》导引的心法所在。汉以后谈导引，尤其是马王堆三号汉墓出土的《导引图》，以肢体的动作与呼吸相配合，只能算是外导引。

刘力红博士去年以来，在很多场合介绍他的导引心得，我认为这个导引应属于内导引的范畴，是更接

中央者其地平以濕天
地所以生萬物也衆其
民食雜而不勞故其病
多痿厥寒熱其治宜導
引按蹻故導引按蹻者
亦從中央出也

素問

異

法方宜論

近于《内经》的导引。《内经》的导引为五术之一,前面
介绍五术的时候曾提到过,它出自《素问》的第十二篇
"异法方宜论"中。原文:"中央者,其地平以湿,天地
所以生万物也众。其民食杂而不劳,故其病多痿厥寒
热。其治宜导引按跷,故导引按跷者,亦从中央出也。"
从字面上看,东南西北中,五方五位各出一术,只是界
别的差异,但是,我们仔细思量,导引这一术却有它根
本的不同。砭石、毒药也好,九针、灸焫也罢,这些都
必须取自身外,是外来附加到身体的一种作用。或者
说是必须通过外来途径才能产生的作用和治疗。但
是,导引却不同,它是完全在自身上发生的,它不需要
通过外来的途径。因此,从自我养疗,从自主健康的
角度,五术中唯一能实现这一目的的,只有导引一术。
所以,导引从中央出,就不仅仅是因为中央食杂而不
劳,易患痿厥寒热的问题了。它更深的意义在于,通
过感而实现机体阴阳的自和,通过感而促进自身阴阳
的互生、互化、互通、互用,从而达成上以养心、中以养
身、下以疗疾,三医和合的境界。

导从心入,所以必须透过感来实现。引的造字
很有意思,左为弓,弓之用乃射,射左身右寸,寸者心
也。所以,射有什么意思呢? 射讲的是身与心! 引之
左为身心,引之右这一"丨"是什么呢? 是贯通! 因此,

实际上导引就是透过感来实现身心的贯通，身心能够贯通，自然就形与神俱了。导引从中央出，那么，感从何处入呢？亦是从中央入，从任脉所在的这个前正中入。从此处入，而后透过感来从阴引阳，从阳引阴。实在地讲，感的过程也就是阴阳相引的过程，为什么能引出和？引出生？引出化？引出通？引出万般的作用？更实在地说，是因为透过感引出了"中"！

我在这里可以告诉大家，导引是黄帝内针的入门，我们不能稀里糊涂地学习这门针法，虽然这也会有作用。但是，若想深入它，进而真实体会它的神奇之处，那就必须进入导引，必须去切身感受这个从阴引阳、从阳引阴的过程。如此我们方能领会为什么要阴病治阳阳病治阴、以右治左以左治右、以上取下以下取上。

三、内针秘义

黄帝内针的法理大致已如前述，若想更进一步地深入，当然还得温习经典。经典如镜，我们要想照见自己，看看到了什么程度，就一辈子离不了它。所以，读经典实在不仅仅是我们普通的读书学习，有些时候，读不读或者读几遍并不重要,重要的是你要去参,你要去感。为什么说感而遂通天下之故呢?这是中国文化的特质所在。

由此我们也可以看到,中国文化它不在乎知识积累了多少,而在于你通没通。因为一旦通了,事情就好办啦,我们经常讲一通百通,这是不虚的。关键看我们在哪通,怎么通!而通常常得借助感,感并不在乎你读了多少,反而看重的是"无思也,无为也,寂然不动",有时甚至会一句话、一个字眼逼急了,你便通了。下面这一部分也许不像上述的内容成章成节,具有连贯性,但,却是字里行间闪烁出来的感而遂通,是需要特别留意的。

1. 内针

本门针法之所以依托黄帝,到此也许不会再有大的疑义。那么,为何要命之为内针?难道还有外针吗?内外在中国文化里面其实也是蛮特别的一对范畴。内外也是阴阳,是相对,因此,有内必有外。不过我们在考察中国文化的历史时,却发现很多时候它似乎更强调内的一面。比如《黄帝内经》,尽管《汉书》也记载了《外经》之名,而且到了明代由陈士铎先生传出了《外经微言》,亦即现今流行的《黄帝外经》。但,作

黄帝内针 和平的使者

为中医的主脉，仍是以《内经》为归依。而作为三家之一的佛教，更是将自己的经藏称为内典。其所强调的五明，因明、声明、工巧明、医方明、内明，亦是有内而无外。道家有内丹和外丹的修炼，但更注重于内丹。故而对于内外而言，内为根本，外为枝叶，枝叶的茂盛决定于根本之深厚。从更通俗一点的层面来说，我们常常谈到内行与外行，内行看门道，外行看热闹。甚至还有行家里手一称，行家便指的是内行。行家一出手，便知有没有！这些都是对内的强调，对内在的强调。

所以，从这里也可以看出，中国文化它更注重于内涵，注重内在的气质。因为有诸内必形于诸外。外可以说是枝叶，是形式，是外表，是技法等等，有内之外是有根之外，这个外可以长久；无内之外，这个外也就昙花一现。我们若以孔子为例，考量孔圣的一生，其实他内心最敬佩的还是隐者。所谓隐者，就是内在极充沛，而外却丝毫不显，虽然不显，亦是光照千秋！在《说文解字》里，内与中是可以同意互训的，中者内也，内者中也。而谈到中，那就不得了，是天下之大本！

上面的章节我们花了不少时间来谈中，谈中的妙意，谈中的妙用。大家不妨细细回味，我这里不作重复。在《素问·五常政大论》里，有这样一段话："根于中者，命曰神机，神去则机息；根于外者，命曰气立，气

止则化绝。"而前面我们谈论针道的层次时，引用了
《素问》的上工下工说，谓之"上工守神，下工守形"。
如果当初我们对上工守神究竟守个什么还有一些虚
无缥缈之处，那么，此刻该要是会心一笑了。守神亦
就是守内，亦就是守中，抓住了内，抓住了中，亦就抓
住了神机之所根，亦就把住了上工的门户。《周易》坤
卦之文言曰："君子黄中通理，正位居体。美在其中，
而畅于四支，发于事业，美之至也。"文言的这段话蕴
意广大，所谓内圣外王虽见于《庄子》，其实出于此处。
而我更希望将它作为内针的镜，以便大家能够不时地
用它来照见心身、照见人生的每一段路程，乃至照见
每一针！

2. 何以言针

　　有关于针道，比如针法、九针、内针，从其理法层
面我们已经谈论得比较多了。只是对于针这个字眼，
因为司空见惯了，反而不会去作什么考究。哪知"司
空见惯浑闲事，断尽江南刺史肠"。其实，无论是闲事、
闲词还是闲字，倒在个有心无心。无心的不过见惯而
已，没多少趣处，有心的却是要断肠的勾当。针之一
字亦如是也！

　　在我看来，针这个字，是开门见山的，它已然将针

道的奥义写了个八九不离十,若能循此而入,实在是一个方便。古来针字,大抵有两个写法,一是现在大家都熟悉的"针"或"針";一是"鍼"。二字的部首都用金,说明针是在比较早的年代就能够用金属制作了。当然,针最早的用途也许是缝纫,而针灸最早的用针也不是金属,而是骨针。1985年在广西武鸣县境内马头元龙坡发掘出的东周古墓群中,发现了二枚铜针,据说这是迄今发现的最早的金属针灸针具。如果此项发掘和推断可靠,那么或许能在某个方面佐证中医五术之"九针从南方出"。

何以见得针字的开门见山呢?我们先来看其中的"针",作为部首的"金"意上面已做了简单表达,更深的东西我想留待行内的专家吧。我们这里主要看右半的"十",十是我们再熟悉不过的字眼,也应是司空见惯吧。十作为数是很特别的,中国文化里有关于数的学问虽然也叫数学,或称之为术数,但与西方完全抽象的数学学科有很大的不同。《四库全书总目》在术数条目下给数学做了如下定义:"物生有象,象生有数,乘除推阐,务究造化之源者,是为数学。"为什么说十是很特别的数呢?因为在中国文化里,数虽然千千万万,数不胜数,但从数学的角度看,不过始于一终于九而已。九一为终始之数,合之则为十也。为什么到了十这个数才可以言全? 所谓"十全十美"呢?
就因为有始有终,善始善终! 由此足见中国文化对有
始有终、对善始善终的强调。所以,做任何一门学问,
最忌讳的就是半途而废。当然,针道更是如此了。

　　数学与造化之原的这一关联,恐怕是中国文化的
一个难点。孔子在《系辞上》中提到:"河出图,洛出
书,圣人则之。"也可以说,中国文化就是这般被"则
之"出来了。河图、洛书之所以如此著名,甚至被当作
是华夏文明的源头,恐怕与这个"则之"不无关系。河
图、洛书是中国文化两个最基本的数学模型,后来所
谓的图书之学便是指此而言。今天我们有很多的图书
馆,但知道图书内涵的并不多。这一点关系到对中国
文化源头的认识,关系到对中国文化特有的数学的认
识,所以不得不提出来说明。我们对很多事情明不明
白? 有没有把握? 往往会用心中有数或没数去比喻。
因此,对于数,实在是每位华夏子孙需要稍稍了解的。
十这个数在洛书里面没有显示,而在河图却是一个大
数。还是在《系辞上》里孔子表明:"天一地二,天三地
四,天五地六,天七地八,天九地十。"而后来将天地之
数与五行相配,便有了大家可能熟悉一点的"天一生
水,地六成之;地二生火,天七成之;天三生木,地八成
之;地四生金,天九成之;天五生土,地十成之"这个完

整版的河图。从上述河图我们看到除了数,数可视之为河图的核心,还有天地、五行以及生成。天地亦可谓之阴阳,谓之象,五行似乎更接近于物,而生成呢?生可谓始,成可谓终;生可以因言,成可以果说。

从此物、象、数的因果关联性,我们或许能够或多或少地品出一些造化的味道。十在河图是土的成数,到了十,土德就圆满了。圆满了又怎么样呢?圆满了便由终归始,周而复始!土的始是什么呢?是中!是天下之大本!结合前面的十全十美,所以,十是太有意思的一个数。佛教里面问讯的时候喜欢合十,合十就是合掌,五五相合为十。这意味着什么呢?意味着圆满!意味着归中!意味着回到根本!当然道家行礼时子午相扣地抱拳,也是十,所谓拳者全也,十方为全,只是不如合十这般直接了当。

由针之用十,我们回到了黄帝,回到了他的精神,回到了土德,回到了天下之大本!提起针,不论是文字还是真实的针,我们内心都得有这些东西。

对于"十",字祖许慎于《说文解字》的解释如下:"数之具也。一 为东西,丨为南北,则四方中央备矣。"有关数,我们只能略说如上,而更为有趣的是,许慎将"一"定为东西,将"丨"定为南北,东西南北交合为中,故曰:四方中央备矣。如果说我们上面讨论的作为数的十是定性,那么,此处的十便是定位。对于针道而言,定性定位缺一不可,合之才全,合之才是十,十全则能十美!

如果此刻大家会心,就应该发现,十它表的是什么呢?十表的就是我们第一章里谈到的口诀。一表左右,丨表上下,定位的原则就是:以右治左,从左治右;上病下取,下病上取。想到针,想到十,就应该想到这个口诀。古圣先贤之用心,文之所以载道,真令我们无话可说。

第一个司空见惯的"针"我们说了如上许多,有了这个基础,我们再看另一个"鍼"时,会不会心有灵犀呢?我想会的!如果说前一个针已然将针道之所立、针道下手之原则,合盘托出,那么,这一个鍼便是对针道妙趣的写照。针何以能立竿见影?何以有拔刺、雪污、解结、决闭之效?其实就在这"咸"里!咸者感也,已如上述,为什么我强调导引?甚至认为要想在黄帝内针里上一些境界,导引就是入门的功夫,这个功夫若是没有,很难领会针道的妙趣。所以,虽然是谈针道,我们仍需多在咸卦里面参,仍需多去会会感!

3. 针对

中国文化讲头头是道,讲信手拈来,其实是说随时随处都有入处,就看你会不会得。禅宗有一指禅、一字禅,也有一字师、一事师,要在处处留心,皆是学问。比如"针对"这个词,针对或许是后世喜欢用的字眼,针对某人,针对某事,甚或针对一切。从语文的角度,针对在这里是一个很常用的复合动词,但很多事往往是有心栽花花不开,无意插柳柳成荫。无意中反成就了天作之合!像针对,如果将第一章针法的口诀进行浓缩,那么其结果就是"针对"二字。针意已如上述,那么对呢? 左右是对,前后是对,上下是对,阴阳是对! 所以,针法的秘诀是什么呢? 就是针对! 能找准对,就找到了针的入处。可以说,针对是针法最深邃、也是最简洁的窍诀,是黄帝内针的家底! 若是摸清了这个家底,便可在内针这一行当家做主,便没有什么难处了。针一定要"对",不能"错"了。什么是对呢? 比如病在左,必须刺右;病在右,必须刺左;病在上,必须刺下;病在下,必须刺上;病在前,可以刺后,病在后,可以刺前;病在中,男刺左,女刺右。当然,这个对是底线,还必须结合同气,这样也就万无一失了。

4. 执两用中

中国文化的中道思想是非常突显的,早在《尚书》的"大禹谟"就有著名的"允执厥中"一说。此说被视

吾有知乎哉無知也有
鄙夫問于我空空如也
我叩其兩端而竭焉 論
語 子罕第九

執其兩端用其中于民
其斯以爲舜乎 中庸

为上古圣王的传心之法，也被视作上古圣王的治国纲
常。虽是四字，其实是一，亦就是一个"中"！那么，
如何执好这个"中"呢？这便成为中国文化的不传之
秘，也是中国文化难以言表的地方。 考察中国文化的
历史，能够传承上述上古圣王道统心法的，其唯孔子
乎？！只是孔子在《论语》里面也多是指桑说槐，透些
消息而已。如《论语·子罕第九》子曰："吾有知乎哉？
无知也。有鄙夫问于我，空空如也。我叩其两端而竭
焉。"什么"空空如也"，什么"叩其两端而竭焉"，实不
知是个甚么趣处。直到《中庸》这里，子思才勉强将祖
父的端倪露出："执其两端，用其中于民，其斯以为舜
乎！"所谓"空空如也"亦好，"叩其两端"也罢，不过
是为了"用其中"而已矣。中道空空如也，无所用之，
若欲用之于民，唯有执其两端。执其两端，用其中于
民，简言之，就是"执两用中"，以我个人的看法，可以
说这就是整部《中庸》的眼目所在，也是黄帝内针的眼
目所在。

有关于中，前面已经谈了很多，天下之大本也罢，
阴阳自和的前提也罢，土德也罢，总之是透着先天的
气息，是生命乃至世界最最重要的东西。这个东西不
好说有没有，也不好说在不在，只能说它于生命的作
用能够展现，生命便处于良好的状态，疾病亦有自愈

的可能。所以,生命的养护或疾病的调治,最为关键的就看能否用其中于命!如何方能用其中于命呢?透过子思揭示的端倪,我们知道了用其中在于执其两。而这个两是什么呢?其实就是上述的对。按照乡俚的说法,对亦是双,故曰成双成对。双不就是两吗?!所以,这个两,这个两端,实质上亦就是左右、上下,亦就是阴阳。

具体而言,比如病表现在左可视为一端,那么治必须在另一端的右,这才构成了两。因此,以右治左、以左治右才符合执其两端的原则,而只有符合了这个原则,才能实现用中的目的。

为什么要以右治左,以左治右?为什么要以下取上,以上取下?为什么这样的取法《内经》谓之善用?而现今通常的做法,或我们在大多数针灸科看到的现状,病在左,多半刺左。比如左肩疼痛去做针灸,绝大多数的医生会去左肩取穴。取左肩的穴不是不可以,这个问题好像第一章曾经谈到过,取左肩也会有一些效,但是,若按照《内经》的教法,这一定不属于善用!不属于善用的针法,不但会在效用上大打折扣,而更重要的是,这样的用法只是执一,执一就难以用中,不能用中,这个结果就可想而知了。

第一章里,我跟大家报告了黄帝内针的传承,以及与传承相关的一些问题。第二章主要谈内针的法理，这个法理不离《内经》，不离中国文化，不是在《内经》之外、在中国文化之外，另有一个法理。经过以上的层层深入，到此已经将谜底交付给了大家，这个谜底就是中，就是用中，就是开发、展现中对生命的作用！针的奥妙大抵言尽于此了。

我们前面强调过导引，乃至将导引视为针道的入门，导引更根本的意义在哪里呢？其实就是要导引出中来。而一旦我们透过导引，建立起对中的不同层面的觉受，那么，针道的玄冥幽微便能于心中、于手下了了分明。

言至于此，我已感到无话可说。古人讲：法无定法，万法归宗！实际上，归宗亦是归中！于针道而言，或一针、或两针、或多针，亦是数之可一，推之可十，数之可十，推之可百，百之大犹不可胜数，然其要一也。这个一就是归中，能归中者，十针百针针针皆道，不能归中，即便一针，亦是多余！

言到此处，虽然无话可说，仍是要添上几句。稍有针灸基础的也许会疑问，针刺很重要的东西除了取穴就是手法。手法的目的是为了实现补泻，提插捻转也好、迎随也好，都是为此。所谓补以圆、泻以方，是针刺补泻的基本原则，内针好像都不提这些，那么，

黄帝内针　和平的使者

内针的补泻由什么来实现呢？内针的补泻由中来实现！中除了上述的诸多表达，它也是自然，也是天道！《老子·七十七章》云："天之道，损有余而补不足。"有余损之为泻；不足补之为补。天道的补泻是自然而然，所以，只要中的作用起来了，补泻便自然天成，毋假人力。

5. 芭蕉神蕴

《素问·异法方宜论》将九针确定为"从南方出"，九针何以要从南方出？南方火热，心之所系，心者，君主之官，神明出焉。《素问·八正神明论》有"是以天寒无刺"之训，因针刺多半要在裸露中进行，如果在寒冷的天气中裸露身体，就会有伤寒的可能。南方的天气炎热，即便冬天，也远不及北方的凛冽，这给裸露针刺而不被寒伤提供了天然条件。再者，针道强调上工守神，而心属南方，又主神明，似乎都为九针从南方出提供了一些依据。

虽然如此，心底里仍感觉这还不够，尤其从内针的角度，似乎还欠些什么！一日，南方的一幅景象突然在心中涌现，景象中突显出一片浓密的芭蕉林，虽然雨中的芭蕉大都用来描述凄凉，但此刻在我心中涌现的蕉林却伴着灿烂的阳光。也许在亚马逊热带雨林

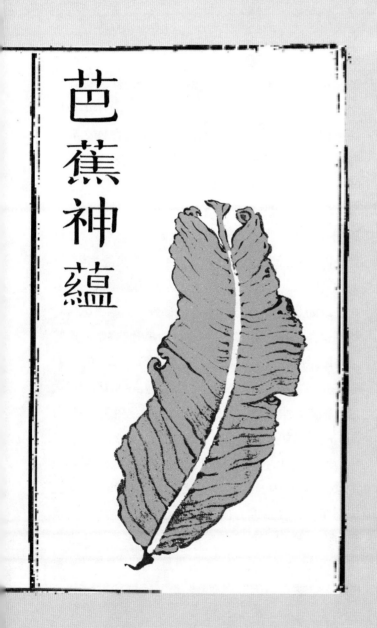

芭蕉神蕴

中、在南美智利的森林里会有较芭蕉叶更为硕大的叶子,但在我们日用熟悉的眼里,芭蕉叶已然堪称叶中之最了。一片叶子由叶柄及贯通连接叶柄的中央脉及侧脉和叶身构成,从一片叶,我们能知道些什么呢?俗云:一叶知秋;一叶障目,不见泰山;一花一世界,一叶一菩提。

其实,要想从叶子里看出些什么来,仍是离不了阴阳这个纲纪、这个父母、这个本始,仍是离不了上述讨论的这些话题。以此观叶,叶身以中央脉为界,分为左右叶身,左为阳右为阴。由左右阴阳构成的叶身之所以如此硕大,源自中央脉的硕大。由中央脉自叶柄的这条路径,我们可以将其视为蕉叶的"中",蕉叶之广阔之所以几乎为诸叶之冠,乃是因为蕉叶的"中"亦是异乎寻常。从中的角度而言,亦几乎是诸"中"之冠。虽则此中非彼中,然中的蕴意,中化生阴阳、和合阴阳的妙用却是于芭蕉叶里展露无遗。

思行于此,不得不感叹于造化的玄妙!似乎针道的玄机,黄帝内针的奥妙,已尽写于芭蕉叶上!从此无怪乎九针要从南方出了!由芭蕉叶联想到了芭蕉扇,在《西游记》里,芭蕉扇是道门的要具。太上老君用芭蕉扇,铁扇公主的芭蕉扇更是连孙悟空都敌不过的宝物。去年有因缘到海南游历,专程去了位于海口南面定安县境内的玉蟾宫参访朝圣。白玉蟾为道门全真派南宗五祖，南海琼州地处偏远，我们只知道像东坡先生这样的名人会流放到这里，没曾想到，南宋年间竟能出了这样一位道门祖师，真是稀有难得的事。怀着十分崇敬的心情，沿着文笔峰南坡缓步而上。这时的我，内心起伏，煞是难静。一则不仅仅是要拜拜祖师，以了平生慕道之愿；更是要看看祖师手中的法器是什么？道具是什么？端的一个"道南正脉"，手中执持的是不是我心中先入为主的那个器物？！越是临近高处的祖师殿，心中越是忐忑。步入殿内甚至都不敢抬头，而是先在正中的蒲团上默默行了三个叩首礼。此时慢慢抬起头来，啊！祖师手中拿的正是我想的芭蕉扇！

我一直在想，允执厥中这四个字被视为中国文化的道统，被视为上古圣王的传心之法，其实也是黄帝内针的精义所在！十分巧合的是，整个华夏大地，说"中"最多的要数中州河南。当然，河南人说的中是第三声的"中"，这个"中"确切的释义恐怕难以找到，但说出口时，大家又都明白。对于中（允执厥中的中）及中的作用，我们能否找到一个稍稍合适的"道具"去勉强地描绘它？表达它呢？我在想，如果搬出上面的芭蕉扇，河南人会不会说中呢？！中之与两，不胜合，不

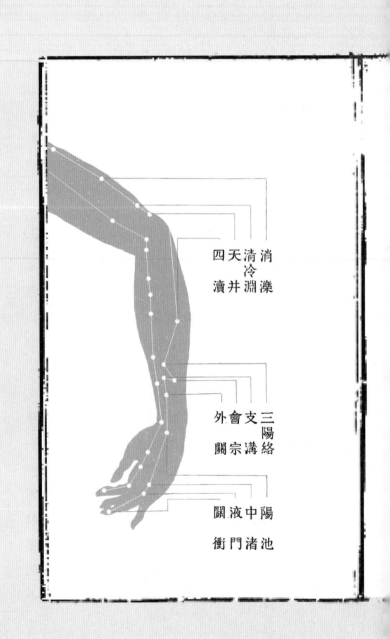

消濼 清冷淵 天井 四瀆

三陽絡 支溝 會宗 外關

陽池 中渚 液門 關衝

胜分,分之为一,合之为两。中似为体,两似为用。无中,两无从出;无两,则不知有中。两为阴阳,万象不离于两,所谓执两用中,亦执两而有中,执两而见中。于万象中照见阴阳为执两,于万象中照见阴阳又无所偏倚更为执两!观芭蕉之叶,叶分左右为两,左阳而右阴。叶脉之为中者,既生于左,亦长于右,无所偏之,无所倚之,如是亦谓平等!平等则有中,平等则见中,平等而与性合,平等而与智会,平人则无病!

中国文化搞到最后,都是在两里面滚,滚得匀称了,不是青一色,或许有个样子出来!六祖惠能大师悟道渡江后,所作的第一番开示,便是针对跟追而来的惠明:"不思善,不思恶,正与么时,那个是明上座本来面目?"不思善、不思恶,亦就是执两,执两实在也是两不执。或者也可思善、也可思恶,不过不以善为善、亦不以恶为恶。如此便可曰平等,平等了中自现前,平等了便是那本来面目!

内针的本来原本也是那中,倘能由此中的影子窥见那中,便是不枉人生一场!

第三章　内针规范

从今日起，黄帝内针的传讲将进入第三个环节——内针规范。所谓规范，其实就是内针操作的具体原则和方法。初学的人，或者急于求成的人，往往眼睛就盯着这一章，恨不能一气学成！尽管黄帝内针的操作原则的确简单，三五天学会不是难事。但是，要想功夫纯熟，要想功夫上台阶，要想在针道里得些造化，还是得慢慢来，还是得一步步从前面两章开始。

首先，学习中医尤其是针道，不能不明传承。《黄帝内经》出世至少已经两千年，热闹也应有几百年，而现今各类的针灸教材、针灸书籍更是数不胜数。内关、合谷、足三里，人身的诸多大穴摆在那里，从我们出生起就带在身上。这些都是上等的"好药"，都是绝品，百分之百的道地，绝对没有污染！可为什么真正能用、会用、用好、用灵的不多呢？这就与传承有关。有传承与没传承完全是两回事，有了传承如何得到传承，又是关键的关键。我们花费了一个章节的时间来谈传承的问题，实在是因为经历了、感受了，不能不说实话！

再就是法理，法理一定要明，要认真参究。这一点得变着花样，反反复复。法理至简，不离阴阳，不离三才，然而必是参透了简，方能得其深广。

有了传承，有了法理，便如有了神灵，规范在手而能以不变应万变。没有传承，昧了法理，规范只是几条绳索，终将捆住自己。在进入规范前，跟大家啰嗦几句，权当作婆心苦口！

一、识证（症）

第二章中我们提到过仲景《伤寒论》的十二字薪传，"观其脉证，知犯何逆，随证治之"。这里的重点不在病上，也不在脉上，而在证上。这是中医尤其是内针修习特别需要注意的地方。在现代知识体系里，一谈到医学，我们必然会想到病，想到脏腑，离开了病，离开了脏腑，便会无从下手。比如肺炎、肺结核、肺气肿，肺炎要抗菌消炎，肺结核要抗结核治疗，肺气肿呢？肺气肿没招了，只能对症处理。所以，在现代医学里，对症属于无可奈何，找不到病因只好对症处理。它将着眼点更多地放在了病上，而非症上。中医则正好反过来，它更多地关注于症的有无、症的变化。证与症的涵义不完全相同，过去更多的是用证，证可以包含症的内涵，而症则未必能够包含证。只是用久了，大家都不去细究，自然慢慢就相通了。

证是患者对身体问题的综合表达，这个表达既包括了症，也就是疾病的表现，也包括了病因，同时还隐含着机体针对问题所给出的自治方案。因此,证实际上涵括了病证、病因、病治,是三合一。对于证有了这样的认识,我们才不会轻忽它,才不至放过机体呈现的每一点蛛丝马迹。只有到了这个时候,才谈得上辨证施治,才谈得上随证治之。当然,问题又来了,辨证施治,辨证施治,是不是证没了,病就好了呢? 这实在是一个不易回答的复杂问题。但,至少在理论上可以这样认为。只是机体对于问题的表达和呈现,这本身就是一个大问题。记得我在第二章谈及"谏议之官"的时候,曾引述过坤卦文言的:"臣弑其君,子弑其父"的案例。这个案例充分说明了因问题呈现或表达途径的障碍,从而导致积重难返的灾难发生。我们可以回顾第二章的相关内容,幸许能够理出一个头绪。

所谓证(症)还可以表述成是机体能够感受到的异常,而机体常见的证(症)不外酸、麻、胀、痛、痒、热、寒等,当然还有二便的异常、饮食的异常、呼吸的异常、睡眠的异常等等。如果证限于局部,比如身体某个部位疼痛,甚至某个区域红肿,那么根据经络的循行部位及下面将要细述的原则,可以立即知道方针。只是有些证的定位并不能如此清晰,如失眠,如恶寒、发热,失眠是头失眠还是脚失眠呢? 这都不好说,只能说某人失眠了。不能定位的证则需通过定性来抉择,这就需求助于《内经》,求助于《伤寒论》。仍以失眠为例,这是当今十分常见的证,现在的《中医内科学》教材将它分成若干型,而从内针的角度,它是一个问题,就是阳不能入阴! 阳不入阴怎么办? 从阴引阳就能解决! 你可以从厥阴去引阳,比如刺太冲,刺内关,刺大陵、劳宫;你也可以从少阴去引阳,比如刺通里、神门,刺涌泉;还可以从太阴去引阳,比如刺鱼际,刺太白、公孙,若是三阴同刺,一个三阴交足矣! 从失眠的辨治,我们似能品出一些中医的味来。我们说哪一个是治失眠的穴呢? 似乎没有! 可穴穴又都能治失眠! 唐初的许胤宗言:"医者意也,在人思虑。"放在针道是再适合不过。只要不出法理,穴位的功用是由医者来决定的,功夫纯熟了,你要它干嘛,它就干嘛! 如果仅限于干嘛,将某个功用与穴位绑定,那绝非针道的本来。中医的很多东西实际非常简单,我父亲常讲,这就是一层窗户纸,一捅就破了。当然,一破也就不值钱了。好在我的愿不在于钱,而是要人人都能知、都能用,便就不在乎捅破它了。

二、总则

总则就是黄帝内针临证下手的原则,这些原则其实在上一章里已经分头交代过，这里只是集中地再做一次强调。

总则一：上病下治，下病上治；

总则二：左病右治，右病左治；

总则三：同气相求；

总则四：阴阳倒换求。

总则一和二是沿用了《素问》的说法，除了"阴阳应象大论"，"缪刺论"也有类似提及。这里的病若换作证其实更相适宜，即：上证下取，下证上取；左证右治，右证左治。上下左右是定格，尤其是左右，更是定中之定，是大规范、大原则，不能违背。因为上下左右亦即阴阳，所以也是《素问·阴阳应象大论》"阳病治阴，阴病治阳。定其血气，各守其乡"的翻版。除了上下左右分阴阳，内外前后亦是阴阳，如内侧为阴，外侧为阳，前（胸腹）为阴，后（背）为阳。当然，加上阴中有阳，阳中有阴，便有无限的可分。如能在临证和日用中，细心琢磨，久之必得要领。

为什么说左右是定中之定呢？就是这个原则丝毫不容商量！比如证在左，左头痛、左胸痛、左腹痛、左膝痛、左脚痛，先不论针何经何穴，但，统统都必须在右侧下针！反之亦然，这就是定格！至于上下相取，为什么不纳在此定中之定呢？因为上下还可商量，内针总则四的阴阳倒换求，即可视为商量的结果。

同气相求前面已经强调过了，它是总则中的总则，是总则中的核心，是方针的依止处！或者也可以说是黄帝内针的眼目。因为针最后落向何处？落针后的效果如何？都要看这个同气求得好不好。同气首先是同名经的同气，经名如果相同，其气亦同。如阳明经，不论是手阳明还是足阳明，都属同气。同理如太阴经，则无论是足太阴还是手太阴，都属同气。十二经的其余八经，以此类推。有了同名经的同气原则，很多问题就好办了，比如手阳明经某循行区域出现状况，不管是痛还是别的什么，我们既可以取对侧的手阳明区域，也可以取对侧的足阳明相应区域，这都属于同气相求，有求自然有应！

内针的同气相求至少可以分为两个层次，同名经同气属于大同气，单依这个同气还不能确定方针，还需继续往下求，进入更具体的层面，就是三才同气或三焦同气。或者说三才同气与经络同气必须互参互求。所谓三才或三焦同气，就是上（天部）与上同，中（人部）与中同，下（地部）与下同。同气是重点，下面我会为大家细细展开，这里只是先预预热。比如四肢,腕踝属上焦天部,腕踝就是同气。所以,腕关节的证可以从踝关节治,踝关节的证可以从腕关节治。再具体一些,右踝的问题,可以从左腕上寻求解决的方针;右腕的问题,可以从左踝上寻求解决的方针。这便是三个总则"上病下取,下病上取;左病右治,右病左治;同气相求"的融合。再比如,肘膝属中焦人部,肘膝即是同气。一般我们只认为脾胃是中焦,肘膝怎么也是中焦呢? 在我们眼里,一样是中焦! 放到临证,如有脾胃的问题怎么办? 取肘膝就能解决!

总则四为阴阳倒换求,这是黄帝内针的一个特点。还以上述的同气为例,踝腕、膝肘为上中二焦,那么,肩胯呢? 肩胯即属下焦地部,是为同气。按照同气相求的原则,本来髋胯的问题求之于肩就行了,但是,考虑到方便和安全的因素,黄帝内针的取穴范围严格地限制在肘膝以下。肘膝以上,属于禁针区域。当然,急救可以例外! 那么,下焦的问题、地部的病证,如何解决呢? 再巧妙地用一次"下病上取"就解决了! 所以,髋胯、肩部等下焦地部的问题,一律都可以从上焦天部的腕踝来解决。这就是阴阳倒换求! 融会上述四则,娴熟了,便能够法无定法,随处下针,应手而效。

三、三焦同气

第二章里,我们讨论过三焦的问题,不是二焦,也非四焦、五焦,说明它与中国文化里三才的学问密切关联。进入本章以后,虽然多是谈具体的运用,但还希望大家与前面的法理互参,这样方不至于知其然,而不知其所以然。

三焦于躯干的定位:

1. 上焦定位:前为鸠尾穴、后为至阳穴以上的区域为上焦;
2. 中焦定位:前为鸠尾穴至神阙穴、后为至阳穴至命门穴之间的区域为中焦;
3. 前为神阙穴、后为命门穴以下的区域为下焦。

一般而言,人体十二正经及奇经八脉循行路线上的诸多穴位都可针刺,只是有的穴位因靠近重要的器官,故而针刺的角度及浅深需特别留意。比如脑后的哑门靠近延髓,胸胁的穴位靠近胸膜等等,倘若刺法不精熟老到,容易造成意外。

怪当今居世之士曾不留神医药精究方术上以疗君亲之疾下以救贫贱之厄中以保身长全以养其生——伤寒论序

医之一门，古来本不作职业讲，所谓"文人通医"，就是说但凡有文化的读书人是必须要习医的。文人士子为什么要习医呢？张仲景在《伤寒论》开首的序言中说得很清楚："怪当今居世之士，曾不留神医药，精究方术，上以疗君亲之疾，下以救贫贱之厄，中以保身长全以养其生。"从这个线索去考察过去的医疗历史，过去的医保不是政府来管，也不是医院来管，而是自管、自保！因为健康的问题一定是自己的问题，如果把它交出去了，那一定是不靠谱的！个人认为：无论世界各国探索什么样的医改方案，恐怕都难济事。除非是改回来，把它重新交到自己手里。

医保的问题我做过很长时间的考究，考来考去，觉得这个问题要真正解决，还是得回到过去，回到文人通医上来。而这条路恰恰是中国独有的优势，因为我们有中医！只有中医能够办到这一点，西医可能很难办到！对于西医而言，文人怎么通它？既便通了也没辙，因为无法操作！如果中国的文人士子都能通医，都能解决自身的问题、家庭的问题，以及身边亲友的问题，至少是能够解决小的问题、普通常见的问题，小的毛病、普通的毛病解决了，大的毛病便失去了由来，真正祸及生命的危证险证才能避免，医保才有真正实现的可能！那么，黄帝内针能不能作为这条路上的探索者？能不能做这条路上的先锋？这个念头多年来一直伴随着我，有多少个翻来覆去的不眠之夜是在这个念头里打滚。为了实现这一愿望，尤其是要在行业日益规范的法制社会里使这个念头落地，首先需要的是安全！不求有功，先保无过，是前提中的前提！为此，我在保持原有传承脉络的基础上，进行了小心而大胆的调整和尝试，将针刺范围锁定在肘膝以下的四肢末端，从而在安全层面牢筑起了确保的大堤！至于针刺的效用，因将三焦同气之法则发挥极至，而丝毫不损。尤其近年以来，我有意在完全没有医学经历的不同层次、不同年龄段的人群中收取"徒弟"，其中最小的只有8岁，文化层次最低的只上过初中。然而，就是这群完全不搭界的"弟子"，大都能够通过不长时间的学习，掌握黄帝内针的基本运用，快的甚至十天半月就能上手。

传讲到这里，实在有些抑制不住内心的激动，我能深深地感到，《黄帝内针》的问世将意味着什么！这真正是这个时代的福祉！是上天的恩赐！是历代传承祖师大德的切愿！当然，黄帝内针的受益人群首先是华语世界的人们，但我很希望它能在最快的时间里走向世界，尤其走向非洲，走向缺医少药的地方，走近正被疾苦煎熬的同胞！

言回正传，四肢肘膝以下区域的问题，可以在区域内运用前三总则解决。那么,肘膝以上及躯干头面颈项(包括内脏)的问题,则可以融会四总则,尤其是三焦法则灵活解决。下面我以针道里很热门的四总穴来举例说明。

针灸里的《四总穴歌》,恐怕是每一位涉猎过针灸的同仁都背过的口诀。口诀的内容如下:

肚腹三里留,腰背委中求,头项寻列缺,面口合谷收。

《四总穴歌》可以说凝聚了多少针灸前辈们的心血,是经得起时间考验的宝贵经验。不过,从上述四总穴所涉的区域范围而言,似乎还有一个欠缺,就是胸胁区域没有包括进来。若将后世"心胸内关谋"或"胸腹内关谋"接入,以成五总穴,那么就可以基本囊括整个头面至躯干的主体区域。

这里为什么要跟大家谈"五总穴"呢? 其实是要通过大家最熟悉的案例来回归四总则,回到内针的规范。"五总穴"也许搞针灸的天天都在用,不搞针灸的也似曾相识,但为什么"腰背能够委中求"? 为什么"面口能够合谷收"? 恐怕多就日用而不知了。如果我们大家能就五总穴细细品味,品出它的所以然,那么,今后的四总穴、五总穴,就不一定出自古歌诀,而是出自各自的心中了!

为了认识的方便,以下我们逐句来讨论五总穴。

(1) 肚腹三里留

肚腹的含义比较宽泛,如果严格一点,可以说是以"肚"为中心的腹部区域,宽泛一些则包括整个腹部。先从严格来讲,以肚为中心就是胃所在的中焦区域,这个区域的问题与三里有什么关联? 为什么肚腹的毛病要从三里解决? 三里主要指足三里,位于膝关节附近,具体定位在外膝眼直下三寸处。从上述同气法则我们知道,不但以肚为中心的腹部属于中焦,以肘膝为中心的区域亦属中焦。因此,足三里自然就在中焦的范围之内,与肚腹属于同气,同气相求,有求必应! 这即是肚腹的病证寻求足三里解决的所以然。

只是放到临证中,我们发现,并非每一例肚腹的病证刺足三里都灵验。随着不灵验案例增多,很可能就对这句口诀失去信心了。其实问题在哪呢? 问题不在于三里不灵验,在于我们不能举一反三,没有在更细的层面求同气。肚腹是一个相当大的区域,在这个区域中经过的经脉至少有五条,有任脉、有足阳明、有足少阴、足太阴、足厥阴,如果加上带脉及手经的络属就更多了。而足三里仅仅是足阳明胃的合穴,也可以说三里仅仅是中焦范围内阳明的同气而已。如果病证在中焦,又在阳明范围,比如肚腹的疼痛靠近中线(阳明经循行路线),那么针刺足三里,必然如拔刺、如雪污,随手而效。但是,如果肚腹的疼痛不在这个区域,或者不限于这个区域,已经波及太阴或厥阴,那么,刺三里的效用就会大打折扣。不过要是内针的行人碰上这种情况,便就会者不难了。只需将进针方向悄然偏向内侧阴经,或是阴陵泉、膝关加刺一针,问题又将迎刃而解。为什么呢? 因为阴陵泉是太阴的中焦同气,膝关是厥阴的中焦同气。

(2) 腰背委中求

腰背的区域大致属于中焦的范围,而背部循行的经络除督脉居于正中,两侧循行的主要是足太阳膀胱经。委中位于膝后腘窝,足太阳合穴,正与腰背太阳同气,同气相求,所以有应。腰背的病证针刺委中之所以应验,是因为同气相求。而腰背的问题亦有针刺委中而不应验者,那是因为在同气上打了折扣。比如有些常见的腰痛病人,痛在两侧,正好是带脉循行的路线。这个时候针委中往往就不管用,因为带脉与太阳不同气! 如果改取带脉的交会穴、胆经的足临泣,则又会收桴鼓之效。

如前所述,内针的四总则如同眼目,可以帮助我们照见总总的所然和所以然。日用中,我们就是从形形色色的效与不效里,逐渐擦亮上述的眼目,进而成竹在胸！仍以腰痛为例,有一种痛以正中间为主,这样的腰痛针临泣、针委中都不一定见效,而对于内针行人,一看就应知道为什么不见效！因为同气不在这里,在督脉上。此时若于督脉交会穴后溪上下针,境况就不一样了。

(3) 头项寻列缺

列缺位于手腕附近的桡侧缘,距腕横纹 1.5 寸处,是手太阴肺的络穴,也是任脉交会穴。本来按内针的原则,列缺相当于颈部的同气,所以对于颈部的一些问题,如常见的咽喉毛病,针列缺往往手到擒来。另外,因为与任脉交会的关系,对于很多任脉的问题,列缺亦是行家里手。如常见的妇女痛经,便能针到痛除,或至少是针到痛减。而对于头项的毛病能不能解决呢？一样可以解决！头项的问题,多与阳经相关,因为直接到头部的经脉只有阳经(当然,足厥阴肝经的支脉,也到头顶部),而督脉除了直上头项,还总督诸阳,所以抓住督脉也就意味着抓住了诸阳。现在阳病了,怎么办呢？阳病治阴！而与督阳相对的,正是任阴,头项寻列缺,也就在情理之中了。不过个人的经验认为,这一诀总是不如其余四诀这样酣畅淋漓,头项若寻后溪,那更是会不一般了！

(4) 面口合谷收

合谷是手阳明的原穴,位于手背拇食指之间的虎口。面口皆属阳明地界，上焦范围，与合谷不仅同位同气，而且同经同气，如此相求焉能不应？！所以合谷与三里，在诸穴中的知名度，实在是数一数二的了。

（5）心胸内关谋

内关是手厥阴的络穴，也是阴维脉的交会穴，位于前臂阴面（掌侧）正中，距腕横纹2寸。心胸这个词的含义很不一般，常常说的心胸开阔，其实便隐含着狭窄的一面。所以，心胸实在地讲，不仅包括了生理的层面，更有精神在其中。因为手厥阴属心包络，是心主的宫城，而位于前胸正中的膻中，既是心包之募穴，又为臣使之官，喜乐出焉。这一连串的关系，更使得心胸真是特别。心胸此刻属上焦，与内关不论从区位还是经络，皆为同气，同气相求，能无应乎？！

比如我们常说的开心不开心，心胸广阔，必然开心；心胸狭窄，必会不开心。这不开心、那不开心，久之便成抑郁，这便要去求内关的同气。所以，心胸内关谋，应是这个时代最能派上用场的一诀！

上面我们略略讨论了几个总穴歌诀，大家能不能根据上面的四总则展开来呢？比如肚腹三里留，能不能肚腹曲池留呢？一样留！内关能够谋心胸，三阴交能不能谋心胸呢？照样！同理，腰背可以求委中，可不可以求上肢的小海呢？手上的合谷可以收面口，脚下的内庭能不能收面口呢？当然可以！为什么既可针这，亦可针那呢？原因就在同气！只要同气，处处是穴，处处可求！

四、经络同气

对于内针的规范、内针的法则，我们只能逐渐深入，也许我在每一处都不讲满，都留一些余地给大家。实际上，也无法讲满，也无法不留余地。以三焦同气而言，虽然我们分了上、中、下，但这仅仅是粗分。若是细分，何处没有上？何处没有中？何处没有下？只是粗也好细也罢，皆不离这个理。如能于粗分中渐渐把理弄明，那么，规范、法则便不在脑子，而在心了。

同气不离三焦，更不离经络，二者时时都须互参，以下便从经络入手讲述同气。

1. 手足三阳经（同气）

(1) 手足阳明

我们先来看手足阳明经，当提到手足阳明，大家立刻就要想到这是同气的概念。有关手足阳明，先列简表如下：

手足阳明经（同气）

手阳明大肠经	腕	阳溪	足阳明胃经	踝	解溪
	肘	曲池		膝	犊鼻
	肩	肩髃		胯	髀关

上下（手足）为阴阳，阴阳化三才。所以，这个简表讲的是二三之间的关系。其中，腕和踝相对应，为上（焦）为天；肘和膝相对应，为中（焦）为人；肩和胯相对应，为下（焦）为地。相对应，也就是同气的关系。

第一个对应：手腕对脚踝。手阳明经于手腕处的穴位是阳溪穴，对应足阳明经脚踝处的穴位解溪穴，亦即阳溪与解溪同气。如果阳溪穴区域内出现任何的不适，无论酸、麻、胀、痛、红肿、冷热，也无论是什么原因引起，都可以按照上病下治、下病上治，左病右治、右病左治的法则治疗。如右阳溪区域内疼痛，我们既可刺左阳溪，更可以刺左解溪！从理论上来讲，只要我们会用黄帝内针治疗一个病证，解决一个问题，那么就应该能用它治疗所有的病证，作用所有的问题。当然，熟悉和贯通需要时间、需要过程。所以，我很强调内针的学人从一开始就要养成良好的习惯，务须做到每下一针都能从总则中找到依据。我经常讲，我们运用的是一种规律、是道，而不是有限的经验。上面为什么我用了"作用所有的问题"而不用"解决所有的问题"呢？因为问题的形成会有诸多因素，解决自然就不只一途。但，为什么能够作用所有的问题呢？针道作用的发挥，很重要的是依赖于经络，而人身的构成，从四肢至整个躯体都有经络循行。经络所构造的这个网络没有丝毫盲区，因此依凭经络的作用，亦就没有盲区了。

第二个对应：肘对膝。手阳明经于肘关节处的穴位是曲池穴，足阳明经在膝关节处的穴位是犊鼻穴。亦即曲池与犊鼻是标准的同气。如果膝关节的疼痛在犊鼻的区域，那么针刺曲池穴无疑是最佳的选择之一。反过来呢？如果证在曲池的区域，那当然是会首选犊鼻了。

第三个对应：肩对胯。手阳明经在肩部的穴位是肩髃穴，对应足阳明经于胯部的穴位髀关穴。亦即肩髃与髀关同气。

通过上面的图表和讲述，我们在手足阳明经上分别给出了三个参照点（即三个穴位），连接这些点，便构成了手足阳明的经线。寻找阳明的同气，应该以这个经线作为基础。

确立了经线的循行，我们便能在经线循行的任一处寻找同气。比如曲池穴和阳溪穴连线的二分之一处疼痛，那么，在对侧犊鼻穴和解溪穴连线上找二分之一处，便是下针的同气点。若是在曲池穴和阳溪穴连线的四分之一处疼痛，那么，对侧犊鼻穴和解溪穴连线的四分之一处便是同气。以这个法则类推，身上任何一处不适，都能找到解决的方针。因为都能找到同气！所谓同气，是因为同中！这里面的蕴义太深，够我们用一生去参悟。

（2）手足少阳

通过手足阳明的三部同气，我们大致应该能够找到一些求同气的感觉，以下的各手足经络同气，只以表格的形式列出，不再过多讲述。

手足少阳经（同气）

手少阳三焦经	腕	阳池	足少阳胆经	踝	丘墟
	肘	天井		膝	膝阳关
	肩	肩髎		胯	环跳

（3）手足太阳

手足太阳经（同气）

手太阳小肠经	腕	阳谷	足太阳膀胱经	踝	昆仑
	肘	小海		膝	委中
	肩	肩贞		胯	承扶

2. 手足三阴经(同气)

(1) 手足太阴

手太阴肺经的三对应需要做些说明,下焦地部肩关节的对应点不是正经正穴,是肺经线上与冲门同气的一个对应点。同样,足太阴脾经中焦人部在膝关节的内膝眼也非正经正穴,是经外奇穴。

手足太阴经(同气)

手太阴肺经	腕	太渊	足太阴脾经	踝	商丘
	肘	尺泽		膝	内膝眼
	肩	肩髃穴前二横指		胯	冲门

进入太阴,我要补充说明几句。为什么经络要从阳明太阴开始? 我的理解是,对十二正经而言,离"中"最近的就是这一对表里。《伤寒论》阳明篇的第184条云:"阳明居中,主土也。"居中意味着什么呢? 居中意味着有和。所以,接下来才能:"万物所归,无所复传。"前几年,朋友推荐我看了刘力红博士的一个讲座视频,讲座的题目叫:中医——尚礼的医学! 我很建议大家也能找来看看。讲座题目的这个提法我

非常赞叹，这也是我多年实践和思考的切身感受。礼
是儒家的重头戏，这个戏的核心由孔子的学生有子提
出来了："礼之用，和为贵。"而这出戏的结局是什么？
要演向哪里呢？在《论语·颜渊》开首，有师生之间的
一段问答："何谓仁？克己复礼为仁。一日克己复礼，
天下归仁焉。"从尚礼的主题切入，既带出了中医很核
心的要义——阴阳的"和"，同时也确立了中医在"仁"
上的归属。

　　现在人们都喜欢泛称：医为仁术！其实这是一
个很值得深究的话题。仁的一个很根本的特征，就是
无敌！当然换一个说法也可以——爱人！无敌并没
有想象的那么可怕，大家也不要一下就把它放到战场
上。无敌很内在的意义就是没有对立，或者不去用对
立的方式处理问题。反过来呢？就是有敌！有敌当
然就免不了对立、对抗。像抗生素、抗病毒、降压、抗
抑郁、镇静、抗心律失常、抗休克、抗肿瘤、手术等等等
等，我们从这一系列代表着西医主要措施的名词，已
然可以嗅到浓浓的火药味！所以，力红博士将西医喻
为尚刑的医学，至少到目前为止，是比较切合的。

　　礼之与刑，对抗与中和，实不能以优劣论，贵在
当机与否。这也实在是至今为止，我看到的最为公
允和贴切的言论。

刑之一途,收效最为迅捷,但,遗留的问题是"冤冤相报何时了",所以,从这条路上,我们常常看到的景象是,不停地更新,不停地升级。为什么西医那么强调创新?因为不创新就没有出路!今天再用用80万单位的盘尼西林,细菌们尿都不会尿你!

而中医呢?因为尚礼的缘故,因为不对抗,因为讲求中和,所以,自然没有这样的遗留问题。而中医勿须更新和升级的原因也来自这里。如果我们不从根本上去认识中医,而是抱定今天创新的范式和口号,非要在中医里面整一个创新出来,那么,如《庄子》所描述的,浑沌的悲剧就会重演!

今天在科学的旗帜下,我们常常使用的一个词是:可重复性!在我看来,这恰恰是中医最鲜明的特征之一。两千年前合谷能够收面口,今天仍然能!而且永远能!这是千锤百炼,百炼千锤!合谷之于面口,它不是对抗,它是同气,是最大限度的和合!所以,小小银针它起到的作用是什么呢?是和平!是真正的和平使者!和者,阴阳自和者必自愈;平者,平人者,不病也。我希望内针的学人们,要多从此处用功。

(2) 手足少阴

手足少阴经(同气)

手少阴心经	腕	神门	足少阴肾经	踝	太溪
	肘	少海		膝	阴谷
	肩	极泉		胯	长强穴旁开0.5寸

说明：手足少阴的第三个对应中，足少阴肾经在相应的循行部位没有正穴。之所以取长强穴旁开0.5寸为对应，是因为足少阴肾经从长强穴旁开0.5寸处进入腹内，是我们能于体表找到的与极泉同气的最佳点！

(3) 手足厥阴

手足厥阴经(同气)

手厥阴心包经	腕	大陵	足厥阴肝经	踝	中封
	肘	曲泽		膝	曲泉
	肩	腋前大筋		胯	阴廉

说明：手足厥阴的第三个对应，与上述的少阴类似，手厥阴于肩的下焦地部与阴廉相应处，也没有正穴，腋前大筋的选取亦是依据于同气。关于腋前大筋，我要多说两句，这个地方对于急症，尤其是心血管的急症，比如急性心绞痛发作，是很管用的一个地方。心绞痛一般都发在左胸(异位心的除外)，此时用力以拇食中指提捏大筋，往往很快就能缓解。腋前大筋的运用虽有经验的成分，但，还是不出同气，大家务要用心！

以上我们讲了 36 个穴位（以单侧算），18 个对应关系，以及同经穴与穴之间的连线，这些是基本的基本，大家必须把它记牢。倘若病证在身体的中线，如任督线上，不便区分左右，可按男左女右选穴。除此之外，一律按上述四总则取穴（以患者自身的左右来确定"男左女右"。比如：患者为男性，则针刺患者左侧相应穴位）。

黄帝内针的核心原则是同气，同气相求，有求必应！这个应不在它时它刻，而在此时此刻。所以，用《灵枢·九针十二原》的四效应，即拔刺、雪污、决闭、解结来形容内针的效应是最适合不过的。若在临证的过程中，下针以后无所应，比如证属疼痛，疼痛没有消除或减轻，那么应该意识到最有可能的原因是同气没有找准，及时调整，找准同气，便能立竿见影。

当然，除了努力练习找准同气，学人的信心是否持有？传承是否获得？亦是原因之一。如果经过调整，仍然无应，我的经验是立即放弃，让患者另请高明！尽管这样的案例少之又少，但，却是我们内心必备的选择！如此，方不至于贻误病情。其实，任何事都是相依的，有能的一面，就有不能的一面，希望大家能够如此平常地看待黄帝内针。

当我讲到这里的时候,我们应该能够发现,除了经络穴位这些很少的字眼属于中医专有,其余几乎没有什么是中医专有的东西。这亦是我所强调的"文人通医"的基础所在,可能性所在。

3. 头手足经络(同气)

以上讨论了手足的三阴三阳经络同气,从经络层面的同气,我们看到了经络与三焦(三才)同气的不可分性。以下进入头与手足经络的同气,一样也有这个特质。内针规范其实就是通过不同部位的同气探求,渐渐熟悉同气的内涵及寻找同气的方法,进而规范在手,一通百通!

头手足经络(同气)

	头(天)	手(人)	足(地)
厥阴	头顶(百会)	劳宫	太冲
阳明	面额	合谷	陷谷
太阳	头后	后溪	申脉
少阳	头两侧	中渚	足临泣

头顶区域的同气是厥阴,如《伤寒论》的颠顶头痛,要用厥阴篇的吴茱萸汤,是取该方善温厥阴寒逆。

头顶的厥阴同气,在手为劳宫穴,在足为太冲穴。

额头和面部是阳明的同气,其在手为合谷,在足为陷谷。当然,就整个面部区域而言,还不限于阳明,还有小部分区域涉及少阳、太阳的同气。

后头或脑后的区域是太阳同气,其在手为后溪,在足为申脉。每一穴位都有不同的名字,中国文化讲求名实之间的关系是相符。因此,穴位名也是针道里很重要的一项内容,亦需着力探求。

谈到名实,黄石公于《素书》中有一句名言,多年前读过这本小册子,其他的已然忘得精光,只是这一句却始终不离,陪伴我到今天。现在拿出来与大家分享:"名大于实则损!"希望各位能够将它放在心上,时时检点,这也是一道特别管用的护身符!这个时代培育了浮躁,有一就说成十,这是人生最要不得的东西。积累再多的人生,都会因此损掉!

头与手足的同气划分出来后,头面的问题就能很方便地在手足上找到解决方针。对于内针学人,我们切忌问头痛怎么治疗?这一问,就露马脚了。我们必须弄清是什么头痛?太阳头痛还是阳明头痛?太阳头痛要寻后溪或申脉;阳明头痛可以取合谷或陷谷。不过阳明虽然主额面,但若在眉棱骨、眼内角和颧骨的区域,则还需考虑太阳,因为足太阳经起于晴明穴,手太阳经的颧髎穴在颧骨附近。余者类推。

4. 手(掌)头同气

头面除了与上述手足经络存在同气关系,与手掌也存在同气。我们将双手合掌:

中指指尖对应头顶部,属厥阴经。

食指侧面对应面额部,属阳明。面部的美容要在阳明上求,这一点在《素问·上古天真论》上也透过消息:"五七,阳明脉衰,面始焦,发始堕。"因此,抓住了阳明,便等于抓住了美容的主脉。

手背对应头的侧面,属少阳。头侧面的问题,包括耳的问题,如耳鸣、耳聋等,皆可于少阳求之。当然,耳的问题不仅仅限于少阳,还有太阳参与其间,若求少阳同气不理想,还可于太阳求之。

拇指(背侧)对应鼻,属太阴。鼻子的问题,如常见的鼻塞、流涕、喷嚏,甚至嗅不到香臭,在拇指背的太阴求同气。很多时候,针进去的刹那,不通气的就畅通了。

根据同气相求的原则,头部的很多疾患,我们从一对手掌上就能找寻到解决方针。手掌与头的同气关系,不仅可以用来解决普通的头疼脑热,还可用于紧急施救。如常见的中风,无论是脑出血还是脑梗死,若能在第一时间指尖刺血,往往能够转危为安。指尖刺血,也叫十宣放血,是流传久远的急救措施,其原理、其依据也都没有离开同气。

5. 颈项经络(同气)

颈项经络(同气)

	颈项	手	足
督脉	风府—大椎	后溪	申脉
任脉	廉泉—天突	列缺	照海
太阳	天柱—大杼	阳谷	昆仑
少阳	风池、翳风—肩井	阳池	丘墟
阳明	人迎—缺盆	阳溪	解溪

督脉起于长强,终于龈交,循脊而行;任脉起于会阴,终于承浆,循腹中线而行。督脉统领手足三阳,为阳脉之海;任脉统领手足三阴,为阴脉之海。任督二脉是人身最大的一对阴阳,可不可以在这个上面阴病治阳、阳病治阴呢? 一样的可以! 例如腰脊的疼痛是阳(督)病,我们可在腹部任脉循行线上找到对应位置,

这便是阳病治阴。这个治疗勿需用针，手指点按就可以解决。

督脉行于后项正中，严格来说是颈 1 到颈 7 的区域。但是，我们需要注意，项部除了正中督脉循行，两侧还有太阳和少阳。今天由各式各样原因引发的颈椎病十分常见，内针的学人一定要牢记同气原则，在同气的原则下辨证施治。若证在正中，风府大椎连线区域，则属督脉同气，可刺后溪或申脉。若在项后两旁，天柱大杼连线区域，则属太阳同气，可刺阳谷或昆仑。若旁至颈侧，风池、翳风至肩井连线区域，则属少阳同气，可刺阳池或丘墟。

颈部的经络，从面上看只有任脉和阳明，任脉的问题可以寻列缺的同气，因为列缺为任脉的交会穴。阳明的问题可以找寻同气，如刺阳溪或解溪。但，我要提示一下，从内里而言，少阴和太阴都循行咽部，因此，咽部的问题，如常见的咽痛、音哑，可不可以考虑少阴和太阴的同气呢？当然可以！比如我们可以刺太渊或者太溪。总之，我们在规范以内灵活地运用四总则，同样一个问题，会有诸多不同的解决方针。我们在熟谙方针灵活性的同时，切切不可忘记大道至简，能用一针解决的问题，绝不用二针。在解决问题的前提下，如果从每位患者身上能够节省一根针，积少成多,便就不可思量了。

6. 肩部经络(同气)

黄帝内针的适应范围是所有的病证,尤其痛症是黄帝内针的入门基础,如果拿建筑大楼来比喻,痛症就好像是黄帝内针的地基,内针的学习就要从这里起步。

而所有病证的应对方针,都不离四总则,都不离前面总结的 36 个穴位和 18 个对应关系的应用。从头项开始,我们进入了一些局部区域的传讲,而每一局部的讨论,都无非是要帮助大家回到规范上来,都无非是变着花样让大家熟悉规范。尤其是三才(焦)和经络同气的互参互用,需得我们百炼成钢。

下面我们接着讨论肩背经络,肩背以区域而言,属于上焦范围,是膈俞以上的背部及肩部的统称。

谈到肩背,不少人就会发问:肩周炎怎么治? 若用内针的法眼看,这样的问法本身就有问题。肩上一共有六条经络,也就是说,相当于六气在肩部周流,如果不辨经络、不明六气,开口动手都是错误。

肩部经络(同气)

	肩	手	足
阳明	肩髃	偏历	下巨虚
少阳	肩髎	外关	悬钟
太阳	天宗 (胸椎1—7)	支正	跗阳
太阴	肩前 (云门、中府)	经渠	三阴交
厥阴	腋前大筋	内关	三阴交
少阴	腋下(极泉)	通里	三阴交

这里我们虽说是肩部经络同气,但,实际上包括了整个背部的上焦区域,也就是从膈俞或至阳穴水平线至大椎水平线之间的区域。其中,肩贞穴、天宗穴周围及整个肩胛,包括胸椎1至胸椎7的背部,都属于太阳经分布区域。比如一位右肩疼痛的患者,如果右臂上举障碍,右手不能摸到左耳,那么问题多半在哪呢? 在太阳! 在太阳就要求太阳同气,上肢可以选支正穴,下肢可选跗阳穴。肩周炎不算什么大病,但,引起的疼痛和肩臂功能障碍却是不易承受,时间长的往往困扰数年。肩周炎的病证除了问清疼痛的具体位

置,如肩前疼痛的很多,这个部位属太阴,在上肢可选经渠穴,在下肢可选三阴交穴。另外,尚需根据肩臂功能的不同障碍来区分所病,如腋前大筋属于厥阴,一般表现为上肢向后障碍,或者上抬外展受限,若属此类肩臂功能障碍,那么应考虑厥阴同气,于上肢可选内关穴,下肢可选三阴交穴。肩部的疼痛在少阴经的区域比较少见,不过有的心脏病患者的不适可向腋窝牵扯,这时就需考虑少阴的同气,于上肢可选通里穴,下肢可选三阴交穴。

这里的肩部经络同气需要略作说明,如果我们将肩背笼统地划为上焦,这还没问题,因为上与上同气,所以,肩部的问题于腕踝附近寻求解决方针,是同气相求。然而,我们在讨论手足三才(焦)定位的时候,明确将肩胯对应于下焦地部,亦即肩胯属于同气。本来肩部的问题,应求之于胯,这里却要在腕踝相求。其实,这就是总则四的阴阳倒换求!虽说倒换了,细品一下,仍是在规范之内。下病不是可以上取吗?既然可以上取,那肩的问题,求之于腕踝,便又在法理之中了。黄帝内针之所以能够将下针的范围限制于肘膝以下,就是通过诸多的倒换实现的。另外,如上所述,肩胛区域为手太阳循行范围,当这一区域出现不适,我们可以选取支正。而支正本身就是手太阳的络穴,因此，求取支正不但是同气，还属本经本气。若从同气的角度，那么，本经本气应该说就是纯度更高的同气。就好像 99.99% 的黄金一样！

7. 腰部经络（同气）

腰部经络（同气）

	手	足
太阳	小海	委中
少阳（胸7—胸12）	天井	阳陵泉

一般来说，腰部并没有特别严格的定义，大抵从胸7到腰5，或从膈俞穴（肩胛下角）以下都是腰的范围。当然，细分起来，还有骶部。腰部主要分布的是足太阳经，当于太阳经中求同气。但是胸7至胸12这一段的不适，往往求太阳同气不能获得理想的效果，这个时候可以结合少阳同气，前肋的不适可以求少阳，后肋不适照样可以求少阳。

8. 三焦经络（同气）

三焦（才）经络同气，其实都是在重复前面的内容，是反复其道，不过我们不要怕重复，因为只有熟悉了，才能生出巧用。

(1) 上焦经络（同气）

上焦（鸠尾—天突）经络（同气）

	手	足
厥阴	内关	三阴交
阳明	偏历	下巨虚
少阴	通里	三阴交
太阴	经渠	三阴交

上焦是指鸠尾穴的水平线到天突穴的水平线之间的这一片区域，心脏位于上焦，心包亦在上焦，中医五脏的心与循环系统的心脏有关联，但，不能画等号。这一点记得前面有所论及，刘力红博士的《思考中医》也就此有专述。心在中国文化里面的内涵太深，它更重要的部分不在形而下，亦即不在脏器的范畴。与此相关的形而下的脏器，多由心包代理，因此，胸部的问题除肺系疾患以外，多要考虑厥阴。五总穴里讲到"心胸内关谋"，这是非常智慧的一句话。这句话告诉我们，内关与整个心胸同气，心胸的问题要同气相求，找内关是非常切合的。当然，若不取内关而要在下肢寻求同气，那么，三阴交或中都、蠡沟穴也是可以的。

此外,足阳明经经过乳头,足阳明经和任脉之间是足少阴经,足太阴经在足阳明经的外侧,这些都是寻求同气的依据。如乳房的问题可以针内关,但,若问题在乳头区域,则需结合阳明同气,上肢可取偏历穴,下肢可取下巨虚。从经络循行的路线看,心前区除厥阴经以外尚有阳明经太阴经循行,因此,若因冠心病一类的心脏疾患引起心前区不适,若刺右侧厥阴,如内关或三阴交效果不理想,则可加刺阳明、太阴同气,如右侧偏历或下巨虚。

(2) 中焦经络(同气)

中焦(鸠尾—神阙)经络(同气)

	手	足
阳明	曲池	足三里
少阴	少海	阴谷
太阴	尺泽	阴陵泉
厥阴	曲泽	曲泉
少阳	天井	阳陵泉

中焦是胃的家,而胃与脾互为表里,尽管这个区域还包括其他脏器,但以脾胃为主。因此,中焦的问题我们首先要考虑阳明。在上焦的同气中,我们已经

黄帝内针 和平的使者

描述过诸经的分布情况，中焦的经络分布与上相同，任脉居中，任脉旁开 0.5 寸是少阴经，任脉旁开 1.5 寸是阳明经，阳明经旁开 1.5 寸是太阴经，太阴经旁开 1.5 寸是厥阴经，厥阴经旁开 1.5 寸是少阳经。

张仲景之所以成为医界的万世师表，是因为他创立了六经辨证体系，而黄帝内针是不折不扣的、更为直观的六经辨证。中焦范围的不适，可以见于很多疾病，几乎整个消化系统都在里面。郑钦安先生说过：五脏六腑皆是虚位，二气流行方是真机。在内针的体系，这是真实不虚的。或者我们稍稍扩展一下：六气流行，方是真机！所以，当中焦腹部的不适出现后，我们不一定问是胃炎还是胆囊炎甚或是胰腺炎，但，必须寻问不适所在何处。"处"很重要！因为处里有经，经里有气。从西医的角度来看，鉴别不适属于何病十分重要。比如对于一个上腹疼痛而言，鉴别由胰腺炎引起还是胃炎引起，几乎是要命的勾当！然而对于中医，更要命的是分清何经何气，因为无论什么疾病，都不外乎气的乖乱，能将气的乖乱理顺，疾病便失了基由。而要想理顺乖乱，则必须看清乱在何经，乱在何气。这里是间不容发，如果理错了，不仅顺不过来，反而更添乱象。中西医的着眼点不同，这一方面需要相互理解、相互尊重。

所以,中焦的任何问题也都必须遵循六经辨证的原则,首先确定不适所处何经,确定何经,便能于此经(包括同名经)寻求中焦同气。比如一个"胃痛",既有可能在少阴的中焦同气上求,也有可能要在阳明甚或太阴、厥阴上求。当然,倘若不适影响到胁肋,如在日月穴区域出现不适,那么还需考虑少阳的同气。

(3) 下焦经络(同气)

下焦(腰1—腰5)经络(同气)

	手	足
少阴	通里	太溪
厥阴	大陵	中封
太阴	太渊	商丘
阳明	阳溪	解溪
少阳	阳池 / 中渚	丘墟 / 足临泣

下焦区域,在背后为腰1至腰5,当然,也还包括骶部;在前为神阙以下的区域。下焦对应四肢是肩与胯,而内针规范明确限定肘膝以内(近躯干段)为禁针区域,所以,这里下焦经络的同气就要运用倒换的原则,于腕踝的上焦同气求之。

下焦区域,无论从中医还是西医的角度,都有不少重要的脏器分布,如生殖系统、泌尿系统以及肠道等。这些脏器及其相关区域的病证,都可以在下焦呈现。不过,对于内针的学人而言,无论是什么系统、无论是哪个脏器呈现的病证,甚至无论什么性质的病证,我们都必须牢记内针的总则、内针的规范。系统、脏器乃至性质,我们可以弄不清楚,但是,阴阳却是丝毫糊涂不得!

比如小腹坠胀向会阴部牵扯,痛经,膀胱、尿道问题引起的小腹不适,这些首先都要考虑少阴。为什么呢? 因为上述病证所涉区域,皆为足少阴肾经所辖。根据同气倒换原则,在上肢可选通里穴,下肢可选太溪穴。当然,下焦问题于腹部的呈现,多见于小腹、少腹(即腹的两侧)及腹股沟区域,这些区域除了少阴外,尚有厥阴、太阴、阳明等经及任脉循行。此外,厥阴经还绕二阴循行。根据倒换原则,厥阴于上可取大陵穴,大陵既是手厥阴心包经的输穴,也是心包原穴。除了大陵,可不可以选内关呢? 当然也是可以的。厥阴于下可取中封穴。太阴于上可选太渊穴,也可取经渠;于下可取商丘。商丘为足太阴脾经的经穴,经穴五行属金。而实地商丘处河南东部,为商朝古都。据称商丘乃三商之源,所谓三商,即商人、商业、商品。将商丘封于足太阴脾,而太阴土主信实,唯信土能生真金。言至于此,陶渊明的"结庐在人境,而无车马喧。问君何能尔,心远地自偏。采菊东篱下,悠然见南山。山气日夕佳,飞鸟相与还。此中有真意,欲辨已忘言",不由地涌入心头,大家是否愿意就此参上一参呢?!

三焦于躯干如此,于四肢如此,个中之真意还真不能不辨上一番。此便是数之可十,推之可百,数之可千,推之可万,万之大不可胜数,然其要一也。阴阳如斯,三焦又何不如斯乎?!故而若四肢有此三焦,手上亦即有此三焦,实在地说,何处无三焦呢?处处在在皆是三焦!以手而言,手指可视为上焦,手指根部到劳宫穴则为中焦,劳宫穴到掌根便是下焦了。所以,劳宫穴能不能治胃疼呢?当然能!劳宫穴能不能治胸痛呢?也一样能!若按照过去的讲法,我已经说到无可说处了。大家明白了吗?!明白了,自不用再往下看。

循此类推,阳明的下焦问题,在上可取阳溪穴,在下可取解溪穴。阳溪、解溪既代表上,这是以腕踝上(焦)、肘膝中(焦)、肩胯下(焦)论。以此而论,二溪解决阳明的下焦问题,属于阴阳倒换求同气。换一个角度,当我们将手掌、脚掌立起来(指尖和趾尖朝上),手脚各成一个天地,二溪不就都在下(焦)了吗?!这又变成直接的同气相求了！二溪如此，无穴不是如此。由此便知，为什么《素问》要说"万之大，不可胜数"！实在是不胜数、不胜说，不胜说、不胜数！

下焦少阳的问题，如股骨头坏死造成的疼痛、坐骨神经痛等，在上可选中渚穴，在下可选丘墟穴，而我更喜欢用足临泣。带脉绕腰一周，如果环腰一周都疼的，说明问题在带脉上，可选外关穴或足临泣穴，因为外关、临泣通带脉。

9. 任脉、督脉（同气）

督脉起于胞中，下出会阴，经长强行于后背正中。因此，以腰骶为中心或者肛门周围的不适，可从督脉考虑。会阴区和腰骶区域的症，在上可取后溪穴，在下可选申脉穴。因为后溪、申脉与督脉交会。当然，依据下病上取的总则，直接用本经本气亦可，可取百会或人中（人中学名叫水沟）。尾椎、腰骶、会阴乃至前后阴的问题，我们可以从督脉来治，那可不可以从任脉来治呢？一样可以！一方面，任脉循行于上述的部分区域；另一方面，即便不循行于上述的某些区域，如腰骶，那么，前后不也是一对大阴阳吗？病在阳（督）阴（任）治之，是亦不离于规范。任脉在上可选列缺穴，在下可选照海穴。若直用本经本气，则取承浆、廉泉、天突皆可。

五、结夏

很多事情真的不可思议,以黄帝内针的传讲而言,真正的开讲始于三亚,之后陆陆续续都在南方,比如南宁。而在传讲将要结束的时候,因缘又把我们带到了古有南昭之称的大理。再过几日便要端午了,端午即正午,亦即正南、正夏,忽然眼前浮现"结夏"二字,且就以此为题,圆成黄帝内针的传讲。

结于夏,亦就是结于南,亦就是结于九针,这一切虽非刻意,却似乎处处透显着"九针从南方出"的蕴意! 当然,结夏最原始的涵义应属佛陀当年制订的结夏安居。印度的夏日炎热非常,且有长达三个月的雨季,正好据此安居。结夏既有护生之意,亦有以期自修自度,积厚养深。对于内针的学人而言,亦可藉以培育大医之精诚!

而在我的心目中,还有另外一个想法,就是三月之期,正好可以作为内针的修习之期。如果将来要做黄帝内针的教育或培训,三月为期足矣! 通过三个月的学习,学人应能基本熟练地掌握内针的法理及操作应用。三个月可为内针的结业之期! 为什么不说毕业呢？内针虽然至简至易，但修学却无有止境，一辈子的功夫都不嫌长。因此，内针的学人且不可因其神奇，因其效用立竿见影，而生丝毫骄慢。骄慢了，不但见不到真（针）谛，必又毁了自己。

熟悉针道的同仁也许会问，我们数次提到九针，那黄帝内针用的是什么针呢？我们主要用毫针！因为毫针已足以启中，已足以用中，故亦不待其余了。

结于夏的这一讲，我会谈谈内针如何审穴，以及内针的其他禁忌。当然，也会谈及急症的处理，还有内针特具的导引。

1. 审穴

（1）如何求同气

同气相求是黄帝内针谈得最多的一个概念，在这里还要继续作强调，是因为我们不希望把同气停留在概念上，而必须将其融化到日用里，融化在每一针上。

同气是内针在用上的根，那如何来求这个同气呢？还是必须将它放回到三才和阴阳里。《老子·四十二章》里讲了"道生一，一生二，二生三"，求同气正好要反过来，从三开始。三是三才，是三焦；二是阴阳；一呢？一是"阿是"！"啊"是了，是了！

所以，同气是从三开始求的，无论任何地方的不适, 首先必须在三上求出同气。是属于三里面的上(天)? 还是三里面的中(人)? 抑或三里面的下(地)? 比如头痛, 一听这个症, 便知要在上里面求同气。上里面求同气, 便意味着要在上里面施针, 腕踝末端的区域一下便被锁定了。然而, 踝腕以远有那么宽广的地方, 有那么多穴位, 究竟选哪呢? 这就需要从三退回二来。二是阴阳, 是三阴三阳六经, 是八脉所系, 当然, 还包括上下左右的阴阳。根据痛的处所, 就能从二上求出同气。比如痛在前额, 便知是阳明; 痛在头侧, 便知是少阳; 痛在后脑, 便知是太阳。根据痛的左右, 便在二的层面完成了同气相求。便能于上述三的基础上, 确定施针的部位。如系右前额痛, 那么施针必在左踝腕及周边的阳明区域。这里为什么要用区域呢? 因为还不是最精确的下针定位。阳明有经有络, 而在经则刺经, 在络则刺络! 所以, 精确的定位, 还有待最后的这步 "一" ! 一便是求阿是!

(2) 阿是穴

针灸教材中讲的阿是穴, 又名不定穴、天应穴、压痛点。这类穴位一般都随病证而定, 多位于病证的附近, 当然, 也有距离较远的, 通常都没有固定的位置和名称。阿是穴的取穴方法是以痛为腧, 即俗称的 "有痛便是穴"。而黄帝内针体系的阿是穴, 是在同气的

有阿是之法言人有病
痛即令捏其上若裏當
其處不問孔穴即得便
快成痛處即雲阿是灸
刺皆驗故曰阿是穴
也　千金方

基础上，才有阿是可言。

阿是穴是孙真人提出的针灸疗法，见于《千金方》，其谓："有阿是之法，言人有病痛，即令捏其上，若里当其处，不问孔穴，即得便快成痛处，即云阿是。灸刺皆验，故曰阿是穴也。"阿是之法，为后世针道开辟了一条简便易行的路径。在内针体系，我们充分师取了阿是的用意，只是我们没有在病处求阿是，而是转而在同气上求阿是，可以说是别开生面。

同气上怎么求阿是呢？仍以上述的右额头痛而言，根据内针四总则，假使我们确定要针左侧的合谷，而合谷穴的具体位置一查便知。但是，我要告诉大家，合谷之在合谷，那是就平人而言。平人的合谷位于常处，也就是教科书上判定的位置。那么，对于非平人（病人）而言，合谷就不一定在常处了。它很可能在非常处，那我们如何去确定这处于或常或非常处的合谷呢？阿是之法便是最好的确定方法！

于同气中求"阿是"，这便属于一，所以，内针审穴的要诀是：三二一！由三退到二，由二退到一！一就一锤定音，一就一锤定针！具体的方法是：以上述求出的合谷穴为中心，师用阿是之法，以拇指指腹不轻不重地按压穴位及周边区域，最敏感的地方（亦即最酸、麻、胀、痛之处），即合谷阿是穴，即下针之处！合谷阿是有可能正处合谷，有可能在合谷上下，在上下皆为在经；有可能在左右（或内外），在左右即为在络。余者依此类推。若能正下阿是，往往针入症失！

（3）穴外定穴

扫一眼经络穴位图谱，便知穴位的分布并非一穴挨着一穴，如环跳与风市便相去甚远。而身体的病证却不一定依着穴位来，它可能随处都能发生。因此，就有一个穴外定穴的问题。穴外定穴依然是四总则，依然是同气求阿是。规矩法则其实已言尽于上，这里只提醒大家记住同身寸两分法。如阳明经阳溪穴至曲池穴之间的距离与解溪穴至犊鼻穴之间的距离并不相等，但，这没有关系，假使病证出现在阳溪穴和曲池穴连线的中点，那解溪穴至犊鼻穴连线的中点，便是同气，于此处求其阿是，便能八九不离十。如果病证不在上述连线中点，而在三分之一处或四分之一处乃至无数分之一处呢？由此便知《素问·阴阳离合论》何以要说"阴阳者，数之可十，推之可百，数之可千，推之可万，万之大不可胜数，然其要一也"。依此要则，依此规范，无论病在何处，皆不出同气之"手心"！

2. 用针禁忌

对于针道而言，既要知道可针，亦要知道不可针，

黄帝内针
和平的使者

这就关系到用针的禁忌问题。

(1) 肘膝以上及整个躯干和头部禁针

这一禁忌已反复多次强调，于此列为第一，学人务须牢记！

(2) 患处禁针

有关内针之道，通过这次传讲，已合盘托出于上。言语道断之处，我无法言表；我不知道的，也无法言表。若把上述传讲的弄清了，自然不会于患处用针。如要于患处用针，便自不属内针一系了。

(3) 不信者禁针

今天我们虽然一厢情愿地将医学纳入了科学的轨道，但，就其实质而言，医学的范畴要远大于科学。在科学的轨道，我们不用谈"信任"二字，然而在医学，信任有时甚至可以成为获取疗效的关键。因此，没有信任的前提，往往劳而无功，甚至适得其反。在这一点上，内针的学人需要好好把握，更须细心领会什么叫信任。信任或不信任都在言谈之中、在表情之内、在举手投足之间流露，学人需于此领而会之，便可作用针与否之抉择。针道一途，看上去是医者将针刺入病患体内，但，实际的作用却离不开心，这个心当然是指医患双方。我们讲信任，怎么个信任呢？信任其实就是信心任物。《灵枢·本神》曰："所以任物者，谓之心。"以此观之，诸事必通过心方能成办,或者说心乃诸事成办的关键所在。从这个角度去看待信任,便知非同寻常了。

（4）特殊情况不用针

特别疲劳或过饥、过饱,以及饮酒后,一般不宜用针。若在这种情况下用针,发生晕针的概率会比较高。

（5）皮肤受损处不用针

由于四总则给出的规范,为我们选择针处提供了极大的灵活性,所以,对于内针而言,并没有一个必针之处。因此,避开皮损处进针,对我们来说是很容易实现的事。

3. 常用急救

对于中医学人而言,我认为有一个观念是必须纠正的,那就是中医只治慢病的观念。这一观念的形成,与针道衰微关系密切。因此,还针道面目于本来,复还并彰显针道应有的效用,尤其是急救方面的效用,实乃当代中医学人尤其是内针学人的当务之急！以下仅就个人经验所及,简单谈谈常见的急症处理,以为抛砖引玉之用。

（1）毫针急救

① 角弓反张

角弓反张虽然是癫痫的常见症状,但并非癫痫

独有的症状。比如中暑、高烧不退及严重吐泻的病人
也会因为抽搐,背部肌力增强而角弓反张。角弓反张
属于督脉的挛缩,当然也包括太阳经,对于此类急症,
首先考虑人中穴、后溪穴、申脉穴。人中与承浆是诸
穴中最大的一对阴阳,是真正的天地。人中乃督脉之
本经同气,而反张在后,人中在前,正是阳病治阴之典
范。后溪、申脉既与督脉交会,又为太阳本经同气,于
角弓反张甚宜。由于角弓反张的患者大都神志不清,
问诊困难,除人中之外,一律按男左女右取穴。此外,
根据十九病机的"诸风掉眩,皆属于肝",角弓反张还
与肝经有关,故针刺太冲亦有良效。角弓反张病在于
后(背),阳明经行于前,后病前治,合谷亦为常用之穴。

角弓反张若伴神志不清的,可刺劳宫、涌泉。若
出现呼吸困难,刺内关甚效。当然,加刺然谷、太溪,
纳气归肾,其效更速。

②中风

中风是当今很常见的急症,又称脑中风、脑卒中、
脑血管意外,中医则分中经、中脏。中经络多致半身
不遂,中脏腑则多致神识昏迷及呼吸循环障碍。半身
不遂之中经,按内针常规处理,不在此例讨论。

中风急症,首先要考虑厥阴同气,可首选劳宫、内
关、太冲、中封诸穴,若神志障碍明显,需考虑少阴,可

选涌泉、太溪、少府、通里诸穴。通里有什么作用呢？其实它的名字已经告诉我们了。里不通，才有中风诸事，将里通了，便复归太平！

这里我要稍稍强调一下阳明的作用，在中医的体系里，危急之证一般分闭、脱两类，而危急闭证即与阳明关系密切。有关这一点，我们打开《伤寒论》，便能从中找到证据。大家知道，危急闭证最突出的表现就是神志障碍昏糊，而描述神昏的条文基本都集中在阳明病篇。故而闭证神昏从阳明入手，是值得重视的路径。另外，在针灸里，阳明也是最常用的一条经。按照背为阳、腹为阴的原则，所有的阴经都遵则而行，唯有足阳明胃经不行阳部，反行阴部。这个阳行阴位的特征，成就了它的居中性质，故而针刺阳明，更能促进"中"的恢复。我认为，这应该是它最为常用的根本所在。此外，阳明乃多气多血之经，针刺阳明，对于促进气血的恢复，亦大有裨益。阳明可选内庭、解溪、丰隆、足三里、阳溪诸穴。

中风急症，针刺经外奇穴八风、八邪，亦是宝贵的经验。从内针的角度看，八风八邪亦不过是头（脑）的同气，亦在同气相求的范畴。八风穴即足趾趾缝间，当赤白肉际处；八邪穴即手指指缝间，当赤白肉际处。

(2) 锋针（三棱针）刺络急救

锋针为九针之一，就是大家都熟悉的三棱针，主要用于刺络。我常习以 12 号注射器针头代替锋针，使用起来更为方便。锋针于急救可谓有先锋之效，无论是脑中风还是心脏病急性发作，皆可以锋针刺络出血。可首选百会穴及双侧耳尖，若有口眼歪斜，则加刺耳垂。如果再配合开四关，即针刺合谷、太冲、内庭、陷谷四穴，则问题更易化解。凡属急危症，于百会、耳尖之外，尚需配合十宣、气端（十宣大家都很熟悉，在手十指尖端，左右共10穴。气端则可能很多人不了解，在脚十指尖端，左右共 10 穴，可视为经外奇穴）锋针点刺挤血，如果挤血时呈喷射状射出，多能化险为夷。若点刺挤血，出血甚少，挽回多半困难。另外，若系中暑急症，则应首选尺泽、委中刺络放血。刺络仍依男左女右，或双侧皆刺。刺络当视青筋怒张处刺，故不局限于穴位，凡周边有青筋（静脉）怒张者，皆可刺之。

(3) 艾灸急救

艾灸急救主要用于危急脱证，脱证的特征，除有可能发生神志障碍外，主要可见面色苍白、手足冰冷、大汗淋漓。闭证多系阳明，脱证则多系少阴，为阳气逆脱使然。救治当以回阳救逆为要，艾灸无疑是最方便的选择。常用的灸处是劳宫、涌泉、神阙及关元、气海等。另外,针刺就免不了有晕针的可能,晕针的表现与脱证相仿,虽然表现吓人,实际并不危险。只要立即拔针,并按上述处理,便能很快消除。

(4) 指掐或提捏

以上谈及的诸多急救措施,一定程度上都可用指掐来完成。尤其在仓促无针灸用具的情况下,指掐更能争分夺秒地完成急救,转危为安。指掐的部位亦即用针的部位,力度适中,以能承受为度。另外,部分惧针的患者,亦可以指代针。

以指提捏或提拨,最常用于腋前大筋和腋下极泉。以之救治心脏病急性发作,如心绞痛、心梗,往往会收意想不到的效果。

极泉穴的拨动方法:中指在右极泉穴处(异位心例外)将肌肉向后推然后向前拨,如此后前拨动,患者如触电般筋麻至手,则说明拨法正确。若无此感觉,则需调整角度、力度。

腋前大筋拿法:以拇指和食、中、无名指提捏右侧大筋,向前拉放,连续三次。同时密切观察患者面色、表情及呼吸变化,如果拿捏到位,心前绞痛或压榨感瞬间即可消失。若三次不行,可以连续提捏六次或九次。腋前大筋为厥阴循行路线,与心腹内关谋同理同气,依此亦知,提捏股内侧大筋亦会有同样效果。

《黄帝内针 和平的使者》

4. 内针导引

从阴引阳，从阳引阴，既是针道的总则，亦是导引
的总则。也可以说，黄帝内针之所以法简而效宏，与导
引的参与不无关系。导引启中、用中，进而和合阴阳。
有关导引，前面已经有所谈及，并介绍过刘力红教授
讲导引按跷的视频。我这里则要从另一个角度跟大
家谈一谈医患之间的"导引"，用《素问·汤液醪醴论》
的话说，就是病与工的关系。论曰："病为本，工为标。
标本不得，邪气不服。此之谓也。"按照《内经》的这个
教言，病与工，也就是医患之间必须相得，这是病愈的
前提。那么，如何谓之相得？如何才能相得呢？所谓
相得，以我自身的感受而言，其实就是医患之间的共
同意识。而导引无疑是实现这一共同意识的关键！上
述的导引为的是实现内在的和合，此处的导引则是要
实现医患的和合。医患之间能相得益彰，病患往往消
于倾刻。在这一点上，甚是需要我们心领之，神会之。
这亦是内针的不传之秘！

按照内针规范，当我们将针送入应入之处，我们就
不再关注于针处了。不管它是如迎浮云，还是沉鱼落
雁，统统不作理会！内针不在乎针感上的得气，针感上
得气与否丝毫不会影响疗效。内针在乎的是得不得同

气,若得同气,则能相求,相求必然有应! 内针追求的境界是悄无声息地将针送入,不给患者带来丝毫痛苦。当然,这需要功夫,需要假以时日。针入以后,我们关注的焦点是病患之处! 这里用了"我们",乃指医者与患者,医者以言导引之,患者以意关注之,病处的变化便当即发生。这个变化或指疼痛的消失减轻,或指功能的部分或全部恢复,种种奇迹,皆是平常。内针施治的整个过程不行针,一般留针三刻(45分钟)后除针。留针期间,病者只需静静留意患处,感受疾苦渐去的愉悦!

黄帝内针的妙用在于守神,在于得神,而心为神之主,上述的医患相得,即指心之相得。心周太虚,无有界限,若能相得,则本标合一,所愿皆成。何能相得? 医者必先发大慈恻忍之心,誓愿普救含灵之苦,外此,别无捷径。

医道以扶危济困为唯一目的,内针之道入门虽易,若欲深入,必须全力。如此方能由针而会真,由针而全真! 最忌讳者,乃恃此所长,专心名利。凡属此类,不但于内针之道无有进益,终必以此误己误人。内针学人务须谨记!

各位同仁,黄帝内针传讲将结于此,期望大家努力! 若能于内针学人处见证针道拔刺、雪污、解结、决闭之效;更能于内针学人之操守见证中国文化之和美,则吾愿足矣!

《黄帝内针 和平的使者》

附表1：三焦经络同气表

（其中：红色字体穴位为"精减版36穴"；标注＊的穴位，是未归于十四经脉的穴位）

三焦			经络	
上焦心窝以上	**中焦**心窝－肚脐	**下焦**肚脐以下		
腕 阳谷 **后溪** 支正	肘 小海	肩 肩贞	手太阳小肠经	太阳
踝 昆仑 **申脉** 跗阳	膝 委中	胯 承扶	足太阳膀胱经	
腕 阳溪 **合谷** 偏历	肘 曲池	肩 肩髃	手阳明大肠经	阳明
踝 解溪 陷谷／内庭 下巨虚	膝 犊鼻 **足三里**	胯 髀关	足阳明胃经	
腕 阳池 **外关** 中渚	肘 天井	肩 肩髎	手少阳三焦经	少阳
踝 丘墟 **足临泣** 悬钟	膝 膝阳关 **阳陵泉**	胯 环跳	足少阳胆经	
腕 太渊 **列缺** 经渠	肘 尺泽	肩 肩髃穴前 二横指＊	手太阴肺经	太阴
踝 商丘 **三阴交**	膝 内膝眼＊ 阴陵泉	胯 冲门	足太阴脾经	

三焦			经络
上焦心窝以上	**中焦**心窝－肚脐	**下焦**肚脐以下	
腕 神门 通里	肘 少海	肩 极泉	手少阴心经 少阴
踝 太溪 (三阴交)照海	膝 阴谷	胯 长强穴旁 开0.5寸*	足少阴肾经
腕 大陵 内关 劳宫	肘 曲泽	肩 腋前大筋*	手厥阴心包经 厥阴
踝 中封 (三阴交) 蠡沟 中都 太冲	膝 曲泉 膝关	胯 阴廉	足厥阴肝经
列缺[手太阴肺经]八脉交会穴(通于任脉) 照海[足少阴肾经]			任
后溪[手太阳小肠经]八脉交会穴(通于督脉) 申脉[足太阳膀胱经]			督
足临泣[足少阳胆经]八脉交会穴(通于带脉) 外关[手少阳三焦经]			带
内关[手厥阴心包经]八脉交会穴(通于阴维脉)			阴维

黄帝内针

和平的使者

附表 2：本书所涉经络穴位

（注：不含肩髃穴前二横指、长强穴旁开 0.5 寸、腋前大筋）

手太阳小肠经	太阳
后溪 **阳谷** 支正 **小海** 肩贞 天宗 颧髎	
足太阳膀胱经	
晴明 天柱 大杼 膈俞 **承扶** 委中 跗阳 **昆仑** 申脉	
手阳明大肠经	阳明
合谷 **阳溪** 偏历 **曲池** 肩髃	
足阳明胃经	
人迎 缺盆 **髀关** **犊鼻**（即外膝眼） 足三里 下巨虚 丰隆 **解溪** 陷谷 内庭	
手少阳三焦经	少阳
中渚 **阳池** 外关 **天井** 肩髎 翳风	
足少阳胆经	
风池 肩井 日月 **环跳** 风市 **膝阳关** 阳陵泉 悬钟 **丘墟** 足临泣	
手太阴肺经	太阴
中府 云门 **尺泽** 列缺 经渠 **太渊** 鱼际	
足太阴脾经	
太白 公孙 **商丘** 三阴交 阴陵泉 **冲门**	

手少阴心经 **极泉** **少海** 通里 **神门** 少府	少阴
足少阴肾经 涌泉 然谷 **太溪** **照海** 阴谷	
手厥阴心包经 **曲泽** 内关 **大陵** 劳宫	厥阴
足厥阴肝经 太冲 **中封** 蠡沟 中都 膝关 **曲泉** **阴廉**	
任脉 会阴 关元 气海 神阙 鸠尾 膻中 天突 廉泉 承浆	任
督脉 长强 命门 至阳 大椎 哑门 风府 百会 水沟(人中) 龈交	督
经外奇穴 耳尖 八邪 十宣 膝眼(特指**内膝眼**) 八风 气端	奇穴

中医学堂：一灯燃百千灯

编辑后记

中国中医药出版社　刘观涛

被誉为"中国近代医学第一人"的张锡纯，曾这样评说"人生有大愿力，而后有大建树"：

老安友信少怀，孔子之愿力也；当令一切众生皆成佛，如来之愿力也。

医虽小道，实济世活人之一端。故学医者，为身家温饱计则愿力小；为济世活人计则愿力大。

我作为《黄帝内针》的策划编辑，反复品读杨真海传讲、刘力红整理的这部著作，真是一部既"执简驭繁、经典纯正"又"推之可万、博大精深"的佳作。

十多年来，我作为中国中医药出版社品牌丛书《中医师承学堂》主编，先后策划编辑两百多册精品图书，《中医师承学堂》丛书被数百万读者称为"中医人的精神家园"。当阅读步入新媒体时代，我们不断思考读者们的最新期望：能否从静态的"纸质图书"，延展到动态的"多媒体学堂"？

一本优秀的中医专著，作者已经把能够言说的全部精华和奥秘托盘而出，就像摆在您面前的这部《黄帝内针》。

那么，读者在恭展细读之后，是否会有"意犹未尽"之感呢？其实，书写得越精彩，"意犹未尽"感往往越强烈！

意犹未尽之一："读书喜悦"哪分享？

分享自己阅读一本好书的喜悦（感触、心得），是送给亲密朋友或中医同仁的最好礼物。

1+1=100

您发出一则您的读书分享，您获得的是诸多"同道中人"的共鸣和更多、更精彩的分享。

如果想发布您的"读书分享"（比如《黄帝内针》读书记），请直接发邮件到中医志愿者官方邮箱[zyzhiyuanzhe@sina.com]，我们将择其优者在"中医师承学堂"微信订阅号进行连载发表。

与百万读者分享

中医师承学堂

意犹未尽之二："读书困惑"谁来解？

对于特别优秀的原创著作，作者的确"知无不言、言无不尽"，把自己经验倾囊而出、写到书里。倘需直接向作者学习，那便属于"师承亲授"，若您有程门立雪之诚，必有薪火相传之幸。

我作为一名中医出版人，倡导"我为人人、人人为我"的互助读书风尚，并且率先担任"中医读书互助志愿者"。以《黄帝内针》为例，读者的中医基础有好有差，所以需要读者"师兄师弟、师姐师妹"互相帮助、拉拔。作为喜欢本书的读者，我们自发组织了一个"互助志愿者"读书小组，分为医师自愿者（已有诸多执业医师报名）、行业志愿者（各行各业非医师的志愿者）两类。志愿者的报名门槛是：提交不低于500字的《黄帝内针》读书记、提交不低于200字的"我能为中医志愿做些什么（附：个人介绍）"（请统一发邮件到中医志愿者邮箱：zyzhiyuanzhe@sina.com）

德不孤，必有邻。

"读书困惑"谁来解？"互助小组"互帮助。

中国中医药出版社将专门出版《中医传承学院》多媒体丛刊，连载"互助解惑"、刊发"精彩分享"，成为中医读者"延伸学习、互助交流"的更加动态、更加深度的"精神家园"。

我们的愿力：

为数百万读者"万里挑一"考察、精选、推介最值得学习和师承的中医明师。

我们的愿力：

在"一针二灸三用药"领域，分别组建"互助志愿者"读书小组，不贪多、不求广，唯求"一门深入、务必入门"！

让我们从"黄帝内针"读书小组开始，点燃分享互助的第一盏"心灯"。

我们期待着："一灯燃百千灯，冥者皆明，明明无尽"！